# 中医急诊急救

吴亚南◎编著

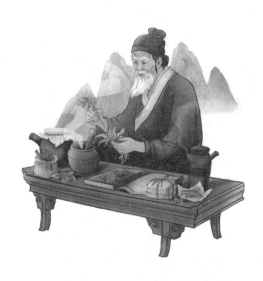

🐝 甘肃科学技术出版社

甘肃·兰州

**图书在版编目（CIP）数据**

中医急诊急救 / 吴亚南编著. -- 兰州：甘肃科学
技术出版社，2025. 6. -- ISBN 978-7-5424-3339-8

Ⅰ．R278

中国国家版本馆CIP数据核字第20252XJ205号

**中医急诊急救**

吴亚南　编著

责任编辑　李丹清
封面设计　天下书装

出　版　甘肃科学技术出版社
社　址　兰州市城关区曹家巷1号　　730030
电　话　0931-2131572(编辑部)　0931-8773237(发行部)

发　行　甘肃科学技术出版社　印　刷　三河市富华印刷有限公司
开　本　880毫米×1230毫米　1/32　印　张　5　字　数　100千
版　次　2025年7月第1版
印　次　2025年7月第1次印刷
印　数　1~10000
书　号　ISBN 978-7-5424-3339-8　定　价　69.00元

# 前　言

在医学的广袤领域中,急诊急救在临床医学中具有重要地位,肩负着挽救生命、减轻痛苦的使命。当疾病以迅猛之势袭来,身体在瞬间陷入危机之时,时间成了最宝贵的资源,每一秒都关乎生死存亡。

中医,作为中华民族的瑰宝,拥有数千年的悠久历史和深厚底蕴。在漫长的岁月中,中医不仅在慢性疾病的调理与康复方面积累了丰富经验,在急诊急救领域也有一定的传统实践基础,绝非人们刻板印象中的"慢郎中"。中医凭借其独特的理论体系、多样的治疗手段,为部分患者提供了辅助性支持。

内科急诊往往涉及各种急性病症,如脑卒中、心悸、休克、癫痫等,病情危急且复杂。中医通过精准的辨证论治,依据患者的症状、体征、舌象、脉象等综合信息,准确判断病因病机,从而制定个性化的治疗方案。无论是采用针灸疗法的醒脑开窍,还是推拿按摩的疏通经络,都旨在调整体质状态、缓解部分症状,作为临床治疗的辅助措施。

外科急诊,诸如关节脱位、切割伤等,对救治的及时性和有效性要求极高。中医在这方面也有相应的处理方法,可以减少患者的痛苦与并发症,外用药物如连翘、云南白药等,在止血、消肿、止痛、促进伤口愈合等方面具有一定的辅助效果;而对于一些其他外伤,中医的通里攻下之法也可辅助处理。

特殊人群急诊,涵盖了老人、儿童、孕妇等身体较为脆弱或处于特殊生理状态的群体。中医充分考虑到这些人群的体质特点和生理需求，避免过度治疗对身体造成额外负担。对于小儿急症，推拿等绿色疗法既能有效缓解症状，又能减少药物对小儿稚嫩身体的伤害；对于老年患者，中医在治疗基础疾病的同时，更注重整体调理，增强机体免疫力，促进康复。

急性中毒急诊，面对各种毒物对人体的侵害，中医也保留有一些传统应对方法。中医的急救手段如催吐、导泻等，能够在第一时间减少毒物的吸收，为后续治疗争取宝贵的时间。

意外伤害急诊，如溺水、触电、中暑等，中医同样有行之有效的应对策略。例如，在溺水后的急救中，中医的胸外按压配合中药回阳救逆之法，有助于恢复患者的呼吸和心跳。

在当今医学飞速发展的时代，中医急诊急救正在探索更多现代化的应用路径。《中医急诊急救》一书，正是对中医急诊急救领域丰富经验与前沿成果的一次系统梳理与总结，旨在为广大读者提供一份实用的参考指南，为传承与发展中医急诊急救事业贡献一份力量。希望通过本书，能够让更多人认识到中医在急诊急救中的重要价值，共同推动中医急诊急救事业迈向新的高度，让古老的中医智慧在现代医学的舞台上展现其独特价值。

# 目　录

# 第一章

## 内科急诊

# 第一节　脑卒中

## 一 脑卒中概述

脑卒中(中医称"中风")是因脑血管突然破裂或阻塞导致脑组织损伤的急性疾病,分为缺血性(脑梗死)和出血性(脑出血)两类。中医认为其病机与气血逆乱、风火痰瘀阻滞经络相关,常因阴阳失衡、情志失调、饮食不节等诱发。

脑卒中发病率高、致残率高、病死率高,严重危害中老年人的健康。多发于40岁以上人群。

## 二 中医辨证要点

(1)闭证:牙关紧闭、双手握拳、面赤气粗(属实热证)。

(2)脱证:目合口张、手撒遗尿、脉微欲绝(属阳气虚脱证)。

## 三 急救方法与措施

### 1. 紧急处理

(1)针刺疗法:

①开窍醒神:针刺人中、百会、内关,强刺激。

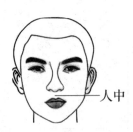

人中

②调和气血:针刺足三里、三阴交等穴位。

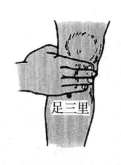

足三里

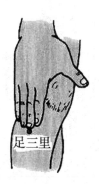

足三里

(2) 放血疗法:

① 十宣穴:取针消毒(注射针、三棱针、缝衣针都可以),或用火烧一下消毒,一次握住五个手指,在患者双手的十个手指尖(十宣)上快速直刺,再在每个手指挤出黄豆大的几滴血来,数分钟后,患者大多自然清醒。若身边无针,可将瓷碗、瓷杯打碎,取利刃面代替针具刺破双手十指指尖,放出少量血液。

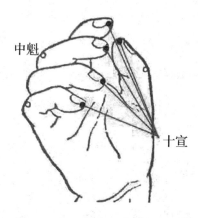

中魁

十宣

②肘窝静脉放血(需专业人员操作)。

(3)中药应用:

①闭证:安宫牛黄丸(清热解毒、开窍醒神)。

②脱证:参附汤(回阳救逆),配合艾灸关元、气海。

## 2. 及时就医

尽快送往有卒中中心的医院,明确病因(缺血性或出血性),进行针对性治疗(如溶栓、取栓、手术等)。

## 3. 中医康复

(1)病情稳定后,采用针灸、推拿、中药(如补阳还五汤)等方法促进肢体功能恢复。

(2)辨证调理:气虚血瘀者补气活血,阴虚风动者滋阴熄风。

## 四 脑卒中的预防

(1)控制基础病(高血压、糖尿病等),低盐低脂饮食,戒烟限酒。吸烟可损伤血管内皮,加剧高血压患者的动脉粥样硬化进程。吸烟者发生脑卒中的危险是不吸烟者的 2～3.5 倍。如果吸烟和高血压同时存在,脑卒中的危险性会升高近 20 倍。饮酒会增加脑梗死的发生率,并且随着饮酒量的增加,脑梗死的发生率呈剂量依赖性升高。

（2）适度运动（如八段锦、太极拳等），保持情绪稳定。

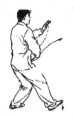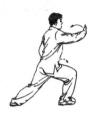

注意事项

（1）中医急救需辨证使用，如安宫牛黄丸仅适用于热闭神昏。

（2）非专业人员勿自行针刺或放血，以免操作不当加重损伤。

（3）因脑卒中复发率高，所以需长期随访，定期复查。

# 第二节　心悸

## 一　心悸概述

中医"心悸"指因气血阴阳亏虚或痰饮瘀血阻滞,导致心失所养、心脉不畅,以自觉心脏急剧跳动、惊慌不安、不能自主为主要表现的病症。现代医学对应心律失常、冠心病、心肌炎等疾病。

## 二　中医辨证要点

(1)主症:突发心慌,心跳过快或过慢,自觉心前区不适。严重者可伴胸痛、呼吸困难、冷汗、晕厥。

(2)兼症:面色苍白或潮红,头晕乏力,烦躁不安,失眠多梦。舌红苔少(阴虚)、舌淡苔白(气虚)、舌紫暗(血瘀),脉细数或结代。

## 三　急救方法与措施

### 1. 立即处理

(1)保持安静:让患者平卧或半卧位,避免活动,减少耗氧。

(2)情绪安抚:缓解紧张情绪,避免刺激(如大声喧哗、强光等)。

(3)中医急救法。①穴位按压:用力按压内关穴(前臂掌侧,腕横纹上2寸,掌长肌腱与桡侧腕屈肌腱之间)、神门穴(腕横纹尺侧端凹陷处),可配合艾灸膻中穴(前正中线,平第4肋间,两乳头连线的中点)。

②中药应用:若有条件,可服用生脉饮(益气养阴)或参附汤(回阳救逆),适用于气虚或阳虚型心悸。

**2. 及时就医**

若症状持续超过15分钟,伴胸痛/晕厥,或原有心脏病史,需立即拨打急救电话,进行心电图、心肌酶谱等检查,排除心梗、房颤等急症。

**四 心悸的预防**

(1)避免过度疲劳、情绪波动,戒烟限酒。

(2)慢性心悸患者可长期服用稳心颗粒或参松养心胶囊。

**注意事项**

中医急救心悸以宁心安神、调补气血阴阳为原则。日常需注重体质调理,降低复发风险。

# 第三节　自发性气胸

## 一　自发性气胸概述

气体进入胸膜腔称为气胸。可以分为两类：①损伤性气胸，由胸部外伤或胸腔穿刺引起，后者又称为医源性气胸。②自发性气胸，是指在无外伤或人为因素的情况下，肺组织及脏层胸膜突然破裂而引起的胸腔积气。

自发性气胸根据病因不同分为特发性和继发性。特发性气胸多见于青少年，尤以瘦长体型者居多，肺内往往见不到病灶；继发性气胸则由肺内原有病灶所致的肺泡破裂，如肺结核、肺气肿、肺大疱、肺癌等，患者以中老年居多。

自发性气胸是内科常见急症，严重时可危及生命。

## 二　中医自发性气胸辨证要点

（1）实证。突然出现一侧胸痛，疼痛性质多样，如刺痛、胀痛、隐痛等，疼痛可放射至肩背部或上腹部。这是由于肺气壅滞，气滞血瘀，不通则痛。

（2）虚证。气胸发生后，肺脏受压，气体交换受阻，出现呼吸急促、胸闷憋气等症状。病情严重程度不同，呼吸困难的程度也有所差异。若肺气受损，呼吸功能失常，不能正常呼吸，则呼吸困难加剧。

### 三 急救方法和措施

自发性气胸起病急骤，病情严重，因此一旦怀疑发生自发性气胸，应立即拨打急救电话，并在等待救援的过程中采取下述急救措施：

（1）让患者立即停止活动，保持安静，避免用力和屏气。协助患者采取半卧位或坐位，以减轻呼吸困难。如果患者出现休克，应采取平卧位，头偏向一侧。

（2）可选取患者的定喘、肺俞、天突等穴位进行按压。

①定喘穴位于后颈部，第 7 颈椎棘突下旁开0.5 寸。

②肺俞穴位于背部，第 3 胸椎棘突下旁开 1.5 寸。

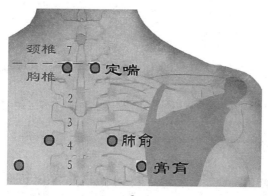

③天突穴位于颈前区,胸骨上窝中央,前正中线上。

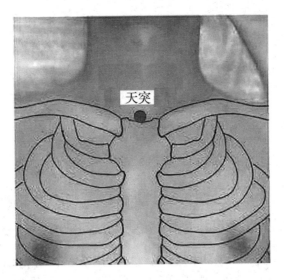

定喘穴能平喘止咳,肺俞穴可调理肺脏气机,天突穴能宣通肺气、化痰止咳。用手指指腹按压穴位,力度以患者感到酸胀为度,每穴按压 3～5 分钟,可反复进行,以起到缓解呼吸不畅、减轻胸闷的作用。

四 **自发性气胸的预防**

(1)避免剧烈运动。剧烈运动,如篮球、足球、跑步等,可能使胸腔内压力突然变化,增加气胸发生的风险。可以选择太极拳、瑜伽、散步等较为温和的运动,既能增强体质,又能减少对胸腔的压力冲击。

(2)保持良好的姿势。长期弯腰驼背或伏案工作,会影响胸廓的正常形态和呼吸功能,增加肺部压力。应保持正确的坐姿和站姿,挺胸抬头,避免长时间保持同一姿势,定时起身活动,伸展身体,减轻胸部压力。

# 第四节　休克

## 一　休克概述

休克是指由于多种原因造成的人体组织未能获得足够的血液供应,细胞无法获得维持生命必需的氧供与养分而导致循环衰竭的状态。休克是疾病严重的表现,提示疾病已进展至严重阶段,如不及时抢救可迅速危及患者的生命。

## 二　中医辨证要点

中医对休克的辨证要点在于辨别休克的不同证型,常见证型包括气脱证、亡阳证、亡阴证等。

（1）气脱证。以气息微弱、汗出不止与气虚症状共见为主要依据。

（2）亡阳证。以冷汗、肢厥、面白、脉微为主要诊断依据。

（3）亡阴证。以身热烦渴、唇焦面赤、脉细数疾、汗出如油为主要依据。

## 三　急救方法和措施

（1）将患者平卧,可以将双下肢略抬高,以利于静脉血回流,保证相对较多的脑供血。如有呼吸困难可将头部和躯干略抬高,以利于呼吸。

（2）确保气道通畅,防止窒息。可把患者颈部垫高,下颌托起,使头部后仰,同时解开衣扣,将头偏向一侧,以防止呕吐物吸入气道。

（3）休克患者体温降低、怕冷,应注意为患者保暖,盖好被子。但感染性休克常伴有高热,应给予降温,可在颈、腹股沟等处放置冰袋,或用酒精擦浴。

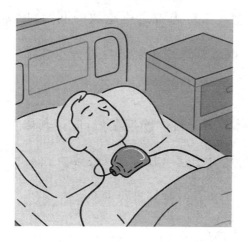

（4）在生命体征平稳的前提下,如有条件可对患者进行艾灸。艾灸神阙穴（脐中央）,此穴为人体生命之根蒂,艾灸此穴可回阳救逆、扶正固脱。隔盐灸时,先将纯净的食盐填敷于神阙穴,上置大艾炷施灸,每次灸 3～5 壮,以局部皮肤温热、红晕为度,以起到温通经络、回阳救逆的作用。

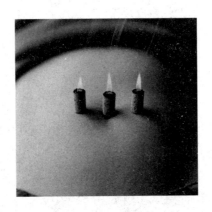

(5)身边人在对患者进行急救的同时,应尽快联系专业医护人员或将其送往医院进行进一步救治,以确保患者的生命安全。

(6)若休克者是妊娠晚期孕妇,应让其取左侧卧位,否则胎儿及巨大的子宫会压迫血管,致使回心血量减少,加重休克。同时也不要对其进行艾灸。

四 后期修养调理

(1)保证充足的休息和睡眠,让身体有足够的时间恢复。患者应养成规律的作息习惯,每天尽量在相同的时间上床睡觉和起床。

(2)在身体逐渐恢复后,可根据自身情况进行适当的运动,如八段锦、太极拳等。这些运动具有调和气血、疏通经络、平衡阴阳的作用。运动强度应循序渐进,以身体不感到疲劳为度。例如,刚开始时可每次练习 10～15 分钟,每天 1～2 次,随着身体状况的改善,逐渐增加运动时间和强度。

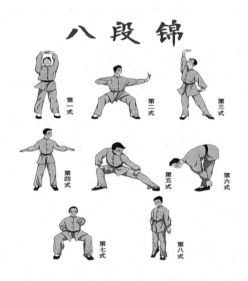

(3)自我按摩或由他人帮助按摩一些穴位,如百会、太阳、内关、神门等,可起到调节气血、舒缓情绪、促进睡眠的作用。按摩时用手指指腹轻轻按压相应穴位,每次每穴按摩 3～5 分钟,每天可进行 2～3 次。

# 第五节　癫痫

## 一 癫痫概述

癫痫俗称"羊角风"或"羊癫风",是大脑神经元突发性异常放电,导致短暂的大脑功能障碍的一种慢性疾病。

## 二 临床表现

癫痫多为间歇性、阵发性发作,一般分为小发作与大发作两类。

小发作时常类似晕厥,发作时间短暂;大发作时,一般患者多突然尖叫一声,继而跌扑昏倒,口吐白沫,牙关紧闭,口唇及全身青紫,四肢抽搐,有人发作后即呈昏睡状态。

## 三 急救方法与措施

(1)发病时,勿按压肢体或强行置入任何物品。

(2)患者在癫痫发作停止后可以单灸百会穴。

(3)若患者抽搐不止,要立即拨打"120"急救电话。

## 四 癫痫的预防

(1)均衡饮食,多吃蔬菜水果、全谷物等富含营养的食物,避免过饥过饱、暴饮暴食。减少咖啡、浓茶、酒精等刺激性饮品的摄入,这些饮品过量可能会刺激神经系统,诱发癫痫发作。

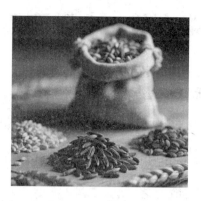

（2）进行适量的运动,如散步、慢跑、瑜伽等,有助于增强体质,但要注意运动安全,避免头部受伤。

（3）保持充足而规律的睡眠,避免熬夜和过度疲劳。

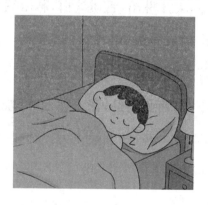

# 第六节　心脏骤停

## 一 心脏骤停概述

心脏骤停是指心脏射血功能突然终止,导致全身血液循环中断、呼吸停止和意识丧失的一种临床急危症状,是临床上最危急的情况之一。

## 二 中医辨证要点

(1)突然意识丧失,面色苍白,口唇青紫,呼吸微弱或停止,四肢厥冷,大汗淋漓,舌质淡白,脉微欲绝或结代。

(2)意识模糊或丧失,喉中痰鸣,呼吸急促或不规则,面色晦暗,舌苔白腻或黄腻,脉滑数或沉滑。

(3)神志不清,面色潮红,汗出如油,呼吸微弱,口燥咽干,四肢厥冷,舌红少苔,脉细数无力或结代。

## 三 急救方法与措施

一旦发现有人心脏骤停,应立即拨打"120"并说明具体情况。在医护人员未到达现场时,身边的人应先启动急救程序,进行心肺复苏。

### 1.胸外心脏按压

(1)患者应平卧于坚硬平板床或地面上,头、胸、躯干处于一直线上，这样有利于复苏实施。

（2）实施胸外心脏按压时，施救者应位于患者一侧，并根据患者与施救者的身高差异，采取跪、站、踩脚凳等方式来调整施救者手臂和患者胸部的位置，从而保证按压时施救者的手臂能保持垂直于患者胸部。

（3）为了方便所有的施救人员能够迅速确定按压的准确位置，目前建议的按压部位是双乳连线与胸骨交点，或者胸骨中下三分之一处。

（4）将一手掌根部置于胸骨上选定的按压部位后，确保手掌根部长轴与胸骨长轴一致，另一手重叠其上，两手手指紧紧相扣，指尖向上翘，手指不要触及胸壁。按压位置不正确或按压时通过手指用力按压胸廓都可能导致胸骨和肋骨骨折，进而增加损伤心脏、肺或腹部脏器的可能性。

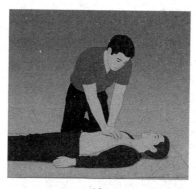

（5）对正常体型的成年患者，按压胸骨的幅度应为5～6厘米。

（6）按压频率，即每分钟按压的次数。专家建议将胸外心脏按压频率规定为100～120次/分钟，施救者应尽量缩短胸外心脏按压的中断时间。

胸外心脏按压还有几个注意事项需要特别提醒：①每次按压后要尽可能完全放松患者胸壁，不要在胸廓上施加任何压力，但放松时也要注意手掌根部不要离开胸壁，以防止按压位置偏移。②胸外心脏按压非常耗费体力，一个人很难坚持较长时间，所以复苏过程中可能需要换人。

### 2. 人工呼吸

口对口人工呼吸是最容易在现场实施的急救措施之一。人工呼吸简单来说就是把空气吹进患者胸腔内，以提供氧气。为使气体顺利进入肺内，首先需要开放气道。

（1）开放气道。开放气道最常用的方法是仰头抬颏法。一手的第二、三指放于患者下颌的骨性部位，向上抬下颏，另一手的大鱼际肌放于前额部，并向后压前额，操作目的是使头过仰、下颌抬高，这样舌头也会随之上抬，咽后腔打开，气道就开放了。

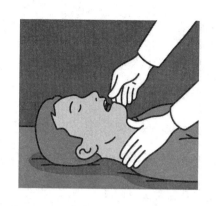

（2）人工呼吸。开放气道后开始口对口人工呼吸。要注意两点：第一，按压前额那只手要用两根手指捏闭患者鼻腔，避免吹进去的气体从鼻腔漏出。第二，施救者口腔完全包绕患者口唇，缓缓吹气。吹气时，一方面保持气道开放状态，另一方面我们要注视患者胸壁，吹气时如果患者胸壁明显抬起，证明通气有效、吹气量足够，否则通气无效。吹气时要缓慢吹，吹气时间持续约 1 秒，避免气道压力过高增加胃胀气的可能。

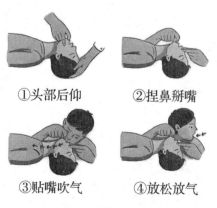

①头部后仰　②捏鼻掰嘴

③贴嘴吹气　④放松放气

### 3. 复苏配合

进行心肺复苏的时候,胸部按压和人工呼吸应交替进行。我们建议胸部按压和人工呼吸按 30∶2 的比例持续循环,也就是按压 30 次,吹气 2 次,这样称为一个循环。如果有两个以上施救者,可由一人负责按压,另一人负责人工呼吸,每完成 5 个这样的 30∶2 循环(大约 2 分钟),就应该轮换按压和通气人员,以保持最佳体力,保证心肺复苏质量。

# 第七节　高血压急症

## 一　高血压急症概述

很多高血压患者的神经系统调节功能可能异常,因此常见情绪易激动、心率加快等表现,尤其是初发高血压的中年人,情绪稍一激动,血压就会上升。老年高血压患者由于对环境的适应能力较差,也容易出现血压骤升的情况。

## 二　中医辨证要点

(1)以头痛、眩晕、面红目赤、烦躁易怒、口苦咽干等为主要表现。

(2)头晕目眩、腰膝酸软、神疲乏力、心悸气短等。

## 三　急救方法与措施

(1)立即服用一种短效降压药。

(2)保持镇定,不要刺激患者情绪,让其处于半卧位,头部抬高,尽量避光,安静休息。

(3)在无药可用的情况下,可尝试以下两种辅助降压措施。

①可以针刺或艾灸足三里穴,按揉时多有酸痛感。患者若有颜面充血、血压上升的表现,可在足三里下0.5寸,

斜刺到足三里穴,泻阳明之热,血压即可下降。如果不会针刺,艾灸足三里也有很好的效果,能引导内热下行,辅助降压。

②耳后有降压沟,在对耳轮后面上三分之一有静脉可见,以三棱针点刺,或用火柴棒头按压 2~5 分钟,有一定紧急降压效果。

(4)如果患者血压不降低,要及时去医院就诊。

### 四 高血压的预防

(1)每日食盐摄入量应低于 5 克,避免食用腌制品等高盐食物。

(2)减少动物内脏、肥肉、油炸食品等高脂肪食物的摄入,可适当食用橄榄油、亚麻籽油,多吃鱼肉等富含不饱和脂肪酸的食物。

(3)超重或肥胖者应通过合理饮食和运动逐渐减轻体重,避免过度节食或采用不科学的减肥方法。

(4)吸烟会损伤血管内皮,使小动脉收缩,导致血压升高,同时还会增加心脑血管疾病的发病风险,应戒烟。

(5)建议成年人每年至少测量一次血压,高危人群,如家族有高血压病史、超重或肥胖、长期高盐饮食、缺乏运动等,应增加测量次数,每月测量 1~2 次。

# 第八节 急性胰腺炎

## 一 急性胰腺炎概述

急性胰腺炎是一种急腹症,是由胰酶活化异常导致胰腺自身消化的一种炎症反应。过量饮酒、暴饮暴食是常见诱因,男性更易发生。

## 二 中医辨证要点

主要表现为上腹部疼痛,疼痛部位多在胃脘部偏左或偏右,可向左肩或背部放射。起病急,病程短,腹痛剧烈,拒按,腹胀,大便干结,舌红苔黄腻或黄燥,脉弦数或滑数。

## 三 急救方法与措施

当怀疑发生急性胰腺炎时,一定要及时就医,病情严重者须立即拨打"120"急救电话。在医护人员未到现场时,可以采取以下措施。

(1)卧床休息,帮助患者取弯腰、屈膝侧卧姿势,以减轻疼痛,注意防止坠床。

(2)禁止进食和饮水,及时清理呕吐物,患者若口渴可含漱或湿润口唇。

(3)如果患者发生休克,应让其安静平卧,下肢略抬高位,做好保暖。

### 四 后续修养护理

(1)腹痛和呕吐基本缓解后可由少量、低脂、低糖流质饮食开始,比如粥类。然后逐步恢复到正常饮食,多食用鱼肉、鸡蛋等高蛋白、低脂的食物,忌食油腻食物和饮酒。

(2)定期复查血常规和血尿淀粉酶,以免胰腺炎复发。

(3)忌暴饮暴食。暴饮暴食容易导致胃肠功能紊乱,影响胆汁和胰液的正常引流,诱发胰腺炎。

(4)其他如感染、糖尿病、高脂血症、不良情绪及药物等也会引起急性胰腺炎。

(5)轻症患者出院 2 周左右即可做一些适量的运动,如散步、练太极拳等。随着身体的恢复,可逐渐增加运动量,但不宜做剧烈运动,以免过度劳累。

# 第九节 急性胆囊炎

## 一 急性胆囊炎概述

急性胆囊炎,就是胆囊发炎了,一般发病较急,多数是由胆囊管阻塞和细菌侵袭引起,常和大量饮酒、饮食不规律、暴饮暴食有关,如果不及时救治,可能会进一步加重病情,危及生命。

## 二 中医辨证要点

右上腹剧烈疼痛,拒按,伴有发热、口苦、咽干、目黄、尿黄、大便干结、舌红苔黄腻等症状。

## 三 急救方法与措施

(1)立即让患者停止活动,卧床休息。可采取舒适的体位,如半卧位或斜坡卧位,以减轻腹部张力,缓解疼痛。同时,让患者尽量放松心情,避免紧张焦虑,因为情绪紧张可能会加重疼痛。

(2)暂时禁食禁水,以减少食物和胃酸对胆囊的刺激,防止胆囊收缩而加重疼痛和炎症。

(3)可以使用热毛巾或热水袋热敷右上腹,温度以患者能耐受为宜,一般在 40～50℃。热敷可促进局部血液循环,缓解肌肉痉挛,减轻疼痛。但要注意避免烫伤皮肤。

(4)按摩一些穴位也能在一定程度上缓解疼痛。如用拇指或食指按压右侧阳陵泉穴,该穴位位于小腿外侧,腓骨小头前下方凹陷处,按压时会有酸胀感,可逐渐加大力度,每次按压 1~2 分钟,然后放松,重复多次;也可按压胆囊穴,位于小腿外侧,在腓骨小头前下方凹陷处(阳陵泉)直下 2 寸,方法同按压阳陵泉穴。

(5)在进行上述急救措施的同时,应尽快拨打急救电话或前往附近医院的急诊科就诊。

四 胆囊炎的预防

(1)饮食以清淡为主,少食油腻和刺激性食物,多食用低胆固醇、高蛋白和富含维生素的食物。

(2)多喝水,多吃粗纤维食物,注意防止便秘,保持大便通畅。

(3)改变久坐的生活方式,多走动,多运动。

(4)劳逸结合,避免劳累。

(5)治愈后,按照医嘱定期复查。

# 第十节  急性溶血性贫血

## 一 急性溶血性贫血概述

急性溶血性贫血是由于红细胞破坏过速而骨髓造血功能不足以代偿所引起的一类贫血。

## 二 中医辨证要点

(1)气血两虚者,面色苍白或萎黄,头晕眼花,心悸气短,神疲乏力,舌淡苔薄白,脉细弱。

(2)肝肾阴虚者,头晕耳鸣,腰膝酸软,五心烦热,盗汗,舌红少苔,脉细数。

(3)脾肾阳虚者,面色㿠白,畏寒肢冷,腰膝冷痛,脘腹胀满,大便溏薄,舌淡胖,苔白滑,脉沉细弱。

## 三 急救方法与措施

(1)让患者卧床休息,减少活动量,避免劳累和剧烈运动,以降低机体耗氧量,减轻心脏负担。

(2)按摩血海穴。血海穴位于大腿内侧,髌底内侧端上2寸,股四头肌内侧头的隆起处。用拇指或食指指腹按压血海穴,每次按压5～10分钟,以穴位局部有酸胀感为度。此穴位有健脾化湿、统血生血的功效,有助于改善血液循环。

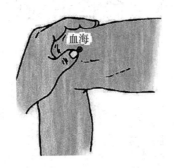

血海

(3)腹部按摩。患者仰卧,按摩者用手掌以顺时针方向在患者腹部进行环形按摩,从右下腹开始,向上至右上腹,再向左至左上腹,最后回到左下腹。按摩力度以患者感觉舒适为宜,每次按摩 10～15 分钟。腹部按摩可促进胃肠蠕动,辅助增强脾胃的运化功能,有助于营养物质的吸收,为身体恢复提供物质基础。

(4)需要注意的是,按摩时应注意力度适中,避免过度用力造成损伤。同时,按摩只是一种辅助手段,急性溶血性贫血患者应及时就医,接受规范治疗,以免延误病情。

四 急性溶血性贫血的预防

(1)规范用药。许多药物可诱发溶血性贫血,如抗疟药(伯氨喹、奎宁等)、磺胺类药物、解热镇痛药(阿司匹林、对乙酰氨基酚等)、硝基呋喃类药物等。在使用这些药物时,需严格遵循医生的建议,密切观察用药后的反应。一旦出现不适症状,应及时停药并就医。

(2)避免感染。细菌、病毒等感染是诱发急性溶血性贫血的常见因素之一。日常生活中要注意个人卫生,勤洗手,避免前往人员密集的场所,以预防感染。

(3)防止接触有害化学物质。避免接触苯、铅、砷等化学毒物,以及一些可能引起溶血的化学物质,如萘、亚硝酸盐等。在工作中接触这些物质时,应严格遵守操作规程,做好防护措施,如佩戴口罩、手套等。

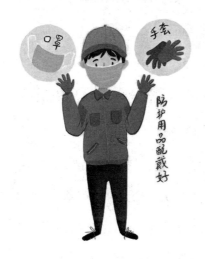

# 第十一节　低血糖症

## 一　低血糖症概述

低血糖是由于多种原因引起的静脉血糖浓度低于一个特定水平,导致交感神经兴奋和脑细胞缺氧而出现的一系列症状。有时过度饥饿、酗酒、体温过低、剧烈运动而没有及时补充糖分,也可能导致低血糖。

## 二　中医辨证要点

头晕目眩,面色苍白,神疲乏力,心悸气短,失眠健忘,四肢麻木,或见自汗,活动后诸症加重。舌淡,苔薄白。

## 三　急救方法与措施

(1)协助患者坐下或躺下休息。

(2)若患者可以吞咽,可给予含糖饮品或糖以提高血糖,使症状缓解。

(3)情况缓解后 1 小时内补充复合碳水化合物(如全麦面包等)及蛋白质。

(4)如果患者病情恶化或不省人事,应将患者摆成"稳定侧卧位",并尽快拨打"120"急救电话。

四 低血糖的预防

(1)定时定量进食,保证一日三餐,避免空腹时间过长。可在两餐之间适当加餐,如吃一些水果、酸奶、坚果等,以维持血糖稳定。

(2)增加富含膳食纤维、蛋白质和健康脂肪的食物摄入,如全谷物、蔬菜、瘦肉、鱼类、豆类等。这些食物消化吸收相对缓慢,有助于稳定血糖水平。同时,减少高糖、高脂肪、高盐食物的摄入,如糖果、油炸食品、腌制品等。

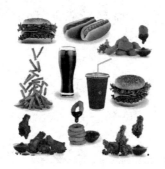

(3)碳水化合物是血糖的主要来源,应合理分配其在三餐中的比例。避免一次性摄入过多精制碳水化合物,如白面包、白米饭等,可适当搭配一些粗粮,如糙米、燕麦、玉米等,以延缓碳水化合物的消化吸收。

(4)避免在空腹时进行剧烈运动,可在饭后 1～2 小时进行运动。如果运动时间较长或强度较大,可在运动前适当补充一些碳水化合物,如吃一块面包或喝一杯果汁。

(5)根据自身身体状况和运动能力,选择合适的运动方式和强度。运动强度不宜过大,时间不宜过长,可循序渐进地增加运动强度和时间。例如,可选择散步、慢跑、游泳、瑜伽等有氧运动,每次运动 30～60 分钟。

(6)每天保证 7～8 小时的睡眠时间,避免熬夜。睡眠不足可能会影响激素分泌,导致血糖波动,增加低血糖发生的风险。

(7)吸烟和过量饮酒都可能影响血糖代谢,增加低血糖的发生概率。因此,应尽量戒烟,限制饮酒量,避免空腹饮酒。

(8)长期处于高压力状态下,身体会分泌一些应激激素,如肾上腺素、皮质醇等,这些激素会影响血糖水平。因此,要学会通过适当的方式缓解压力,如听音乐、冥想、深呼吸、旅游等。

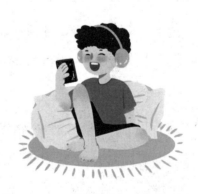

# 第二章

## 外科急诊

# 第一节　关节脱位

## 一 关节脱位概述

关节脱位也就是俗称的"脱臼"，是指构成关节的上下两个骨端失去了正常的位置，发生了错位，多因暴力作用所致，以肩、肘、下颌及手指关节最易发生。关节脱位如处理不当，可导致永久性损伤或习惯性脱位。此外，在关节脱位的同时还有可能发生骨折。

## 二 临床表现

（1）受伤的关节部位疼痛、无力，不能活动或活动时疼痛更加明显。

（2）可因出血、水肿导致关节明显肿胀、畸形，患肢可表现为缩短或者延长。

## 三 急救方法与措施

（1）用双手稳定并承托住脱位部位，再用绷带把脱位部位固定好。

（2）肘关节脱位时，患者需平卧，抢救者固定患者伤肢，握住前臂向远侧顺上肢轴线方向牵引。复位后上肢需用石膏固定 3 周。

（3）桡骨头半脱位时,抢救者一只手握住患肢,另一只手轻握腕部做轻柔的牵引及旋转前臂,后轻旋时可听到桡骨头清脆的声响或弹动,即为复位。复位后需用绷带悬吊前臂1周。

（4）髋关节脱位很容易发生休克,若患者已经休克,应平卧,将头侧向一边,保持气道畅通,注意保暖,并及时送往医院救治。

### 四 关节脱位预防

（1）日常生活中,要注意避免关节过度负重。例如,避免长时间携带过重的物品,避免长时间站立或久坐,减轻关节的压力。在上下楼梯时,尽量一步一步缓慢行走,减少对关节的冲击力。

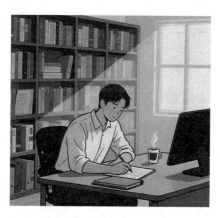

（2）遵守交通规则,在骑行或驾驶时佩戴好头盔、护具等,降低因交通事故导致关节脱臼等伤害发生的风险。

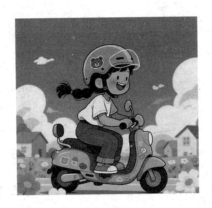

(3)合理安排运动强度和频率,避免过度运动。过度运动容易导致关节疲劳和损伤,增加脱位的风险。

(4)尤其是老年人和绝经后的女性,要注意预防骨质疏松。通过增加钙的摄入、适当的阳光照射和运动等方式,维持骨骼的健康,降低脱臼风险。

# 第二节　扭伤

## 一　扭伤概述

扭伤是指肌肉、韧带或软组织受到拉伸或撕裂,导致疼痛、肿胀和运动受限等症状。扭伤按照损伤的部位和严重程度可以分为轻度扭伤、中度扭伤和重度扭伤。

## 二　临床表现

### 1. 轻度或中度扭伤特点

(1)扭伤的肿胀通常不太明显,只是局部有些肿。

(2)扭伤的疼痛通常不太严重,只有一些隐隐作痛的感觉。

(3)扭伤时受限的运动范围通常不太明显,只是手或脚活动稍有不便。

### 2. 重度扭伤特点

(1)重度扭伤时,局部肿胀和疼痛非常明显,患者无法承受疼痛和肿胀的影响。

(2)重度扭伤时,运动受限非常明显,患者无法正常行走或进行日常活动。

### 三 急救方法与措施

(1)患者应该立即停止任何活动,并找到合适的位置休息。

(2)在休息时可以使用冰袋或冰毛巾轻轻敷于受伤部位,每次敷 10～20 分钟,每 1～2 小时敷一次。

(3)将受伤的腿或手抬高,以减轻肿胀和疼痛。

(4)在受伤后,必须避免用力,如行走或搬重物等。

(5)在冰敷后可以使用弹性绷带对受伤部位进行适当加压包扎,以减轻肿胀和疼痛。

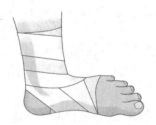

### 四 扭伤的预防

(1)运动前进行 5～10 分钟的热身活动,如快走、开合跳、动态拉伸等,提升体温和心率,让关节、肌肉、韧带等组织做好运动准备,增强灵活性与柔韧性,降低扭伤发生的风险。

(2)学习并遵循正确的运动技术和动作规范,避免错误动作导致关节、肌肉承受异常压力和扭力。

（3）在日常生活中,注意周围环境,避免匆忙行走或奔跑,防止碰撞物体或摔倒。上下楼梯时,要抓好扶手,脚步踏实。

注意事项

受伤后切忌推拿、按摩受伤部位,切忌立即热敷,热敷需在受伤 24～48 小时后开始。

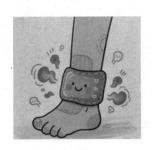

# 第三节　肋骨骨折

## 一　肋骨骨折概述

肋骨骨折是指肋骨的连续性和完整性遭到破坏。

肋骨骨折分为直接暴力骨折和间接暴力骨折。

(1)直接暴力骨折。如胸部受到撞击、挤压、锐器刺伤等,外力直接作用于肋骨,使受力部位的肋骨向内弯曲而折断。

(2)间接暴力骨折。胸部受到前后方向的挤压或暴力传递,如高处坠落、重物压砸等,导致胸廓变形,肋骨受到向外的牵张力而骨折,骨折部位常发生在肋骨的腋中线或腋后线处。

## 二　临床表现

(1)骨折处有明显的压痛,在深呼吸、咳嗽、转动身体或按压胸部时疼痛加剧。

(2)骨折后,局部血管破裂出血,血液渗入组织间隙,导致骨折部位周围的软组织出现肿胀,皮肤表面形成瘀斑。

(3)多根多处肋骨骨折时,胸廓稳定性受到破坏,吸气时胸廓不能正常扩张,呼气时胸廓不能正常回缩,出现反常呼吸运动,表现为吸气时骨折处胸壁内陷,呼气时胸壁向外突出,从而影响气体交换,导致呼吸困难。

### 三 急救方法与措施

(1)让患者保持半卧位或斜卧位,头偏向一侧,及时清除口腔和鼻腔内的分泌物、呕吐物等,以防止呕吐物堵塞呼吸道,引起窒息。

(2)可以使用胸带对胸部进行固定,以减少骨折端的活动,缓解疼痛。

(3)如果骨折处有开放性伤口,应及时用无菌纱布或干净的毛巾等进行包扎,以防止伤口感染。包扎时要注意力度适中,避免过度压迫导致局部组织缺血。

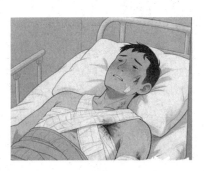

(4)多根、多处肋骨骨折时,患者可能会出现反常呼吸。可用厚敷料覆盖在反常呼吸的胸壁处,然后用胸带或绷带加压包扎固定,以纠正反常呼吸,维持胸廓的稳定性。

（5）除非处于危险环境，否则不要轻易移动患者，以免骨折端移位而加重损伤。如果必须移动，那么应尽量保持患者身体平稳，避免扭曲或颠簸。

（6）急救处理后，应尽快将患者送往医院进行进一步检查和治疗。

## 注意事项

大多数肋骨骨折患者经过规范的治疗和适当的休息后，骨折能够逐渐愈合。一般情况下，肋骨骨折后 4～6 周开始有骨痂形成，8～12 周可基本愈合。但少数患者可能会出现骨折延迟愈合、不愈合或胸廓畸形等并发症，影响呼吸功能和生活质量。因此，患者在治疗期间应遵医嘱进行康复训练，定期复查，以促进骨折的愈合和恢复。

# 第四节 脊柱骨折

## 一 脊柱骨折概述

脊柱骨折是指由于各种原因导致脊柱骨结构连续性破坏的一种损伤,是创伤骨科常见损伤。

## 二 临床表现

活动时脊柱疼痛加剧,尤其是在翻身、坐起及站立行走时明显。

## 三 急救方法与措施

(1)脊柱骨折后,骨折部位可能不稳定,随意搬动患者很容易导致骨折移位,进而损伤脊髓,造成严重的后果。因此,除非患者处于极度危险的环境中,否则不要轻易移动患者。

(2)如果患者意识清醒,要鼓励其保持冷静,尽量不要活动身体。如果患者意识不清,应将其头部偏向一侧,防止呕吐物堵塞呼吸道。如果患者出现呼吸暂停或呼吸困难,应立即进行心肺复苏,直至呼吸恢复正常。

（3）在急救人员到达之前，如果有条件，可以用木板、门板等坚硬的物体对患者进行简单固定。将木板放在患者身体一侧，然后用布条、绳子等将患者的头部、胸部、腰部、臀部和下肢固定在木板上，固定时要注意保持患者身体呈直线位，避免扭曲和弯曲。

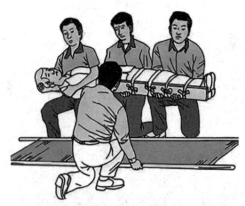

胸腰部、脊柱损伤固定方法

总之，脊柱骨折现场急救的关键是避免二次损伤，保持患者生命体征平稳，并等待专业医疗人员的及时救治。

四 脊柱骨折的预防

（1）长时间连续工作或从事重体力劳动，会使脊柱承受过大压力，容易引发损伤。要注意合理安排工作和休息时间，避免长时间保持同一姿势或过度负重，工作间隙适当进行伸展活动,放松脊柱周围的肌肉。

(2)通过进行针对性的运动,可以强化脊柱周围的肌肉和韧带,提高脊柱的稳定性和抗压能力。

(3)在搬运重物时,要掌握正确的方法。先下蹲,将重物靠近身体,利用腿部肌肉力量慢慢起身,避免直接弯腰搬起重物,这样可以减轻脊柱所承受的压力。搬运过程中,保持身体挺直,避免扭曲或倾斜。

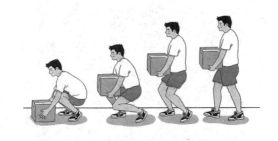

# 第五节　骨盆骨折

## 一　盆骨概述

骨盆是由两侧髋骨、骶骨和尾骨通过关节、韧带和软骨连接而成的环状结构,具有保护盆腔内器官、支持体重和传递力量等重要功能。骨盆环由后方的骶骨、尾骨和两侧的髋骨构成,前方有耻骨联合,后方有骶髂关节连接。

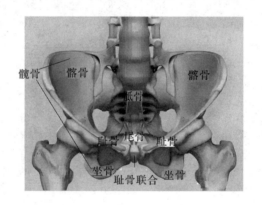

## 二　骨盆骨折的原因

(1)交通事故是骨盆骨折最常见的原因之一,车辆碰撞、高速行驶时的急刹车或车辆翻滚等都可能导致骨盆受到巨大的外力冲击而骨折。

(2)从高处坠落时,身体的重量和着地时的冲击力会集中在骨盆部位,容易造成骨盆骨折。

（3）老年人或患有骨质疏松症的人群，由于骨质密度降低、骨强度减弱，轻微的外力如摔倒、咳嗽等也可能引发骨盆骨折。

### 三 急救方法与措施

（1）骨盆骨折可导致休克甚至迅速死亡，还可造成神经损伤。因此，固定骨盆时应尽可能小幅度移动患者，使其仰卧，双腿并拢弯曲，抬起膝部。

（2）用一块展开的三角巾固定臀部，在腹部打结。

（3）在两膝关节之间加衬垫，接着用一条折叠成条带状的三角巾将双侧膝关节固定在一起。

（4）此时应提醒患者暂时不要排尿。

（5）固定好骨盆后，及时拨打"120"。

### 四 按摩调理

在骨折中后期，可对臀部、下肢等部位进行按摩，以促进局部血液循环，缓解肌肉紧张。按摩手法包括揉法、滚法、按法等，每次按摩 20～30 分钟，每周 2～3 次。但要注意按摩力度适中，避免过度刺激骨折部位。

# 第六节 切割伤

## 一 切割伤概述

在日常生活中,切割伤是经常发生的事,如果处理不当,可能合并感染,甚至引发败血症等,严重时可危及生命。

## 二 急救方法与措施

(1)如果流血不止,应先进行止血处理。伤口用冷开水或生理盐水冲洗干净,将云南白药粉撒在伤口上,然后用干净的纱布或绷带轻轻包扎,可快速止血。它适用于各种切割伤出血,尤其对于出血量较大、伤口较深的情况效果显著。

(2)按压合谷穴。合谷穴位于手背,第2掌骨桡侧的中点处。用拇指按压患者的合谷穴,可起到一定的止血作用。同时,按压此穴位还能缓解因受伤引起的疼痛。

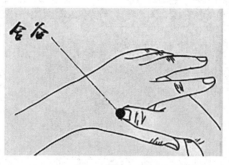

## 三 处理切割伤的误区

(1)有些人在受伤后可能会用自来水、河水等未经消毒的水冲洗伤口,认为这样可以清洗掉伤口上的污垢。但这些水中可能含有细菌、病毒等病原体,会导致伤口感染。正确的做法是使用生理盐水或经过消毒的清水冲洗伤口,以清除伤口表面的污垢和异物。

(2)在包扎切割伤伤口时,有些人会将绷带或纱布包扎得很紧,认为这样可以更好地止血和固定伤口。但如果包扎过紧会影响伤口周围的血液循环,导致组织缺氧,不利于伤口愈合,还可能引起局部组织坏死。正确的包扎方法是包扎松紧度适中,既能起到止血和固定的作用,又不会影响血液循环。

## 四 需要去医院处理的切割伤

(1)面部伤口超过 0.5cm,其他部位伤口超过 1cm。

(2)伤口太深、流血不止,即使按压 10 分钟后仍然无法止血。

(3)不规则的伤口。

(4)污染的伤口,如果无法充分清除干净,需要就医处理。

(5)活动受限,影响活动功能的伤口。

（6）可能有异物（如玻璃等）卡在伤口里。

五 切割伤的预防

（1）使用切割工具或机器时，应该佩戴安全防护装备，如护目镜、手套、口罩等。

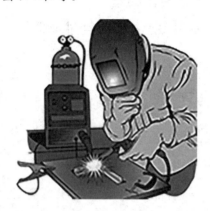

（2）操作刀具或机器时，应该遵守操作规范和安全注意事项。

（3）使用刀具或机器之前，应该检查设备是否完整，是否需要维护、保养。

# 第七节　烧、烫伤

## 一　烧、烫伤概述

烧伤是指各种热源作用于人体后造成的特殊性损伤。人们一般习惯于把开水、热油等液体烧伤称为"烫伤"。

## 二　急救方法与措施

(1)使患者脱离热源或危险环境,置于安全且通风处。

(2)尽快用大量冷水冲洗或浸泡创面 20 分钟左右,以中和余热、降低温度、缓解疼痛。但不宜用冰敷,以免血管过度收缩而造成组织缺血。

(3)在水中小心地剥除戒指、手表、皮带、鞋及没有粘住伤口的衣服。如有粘连,可用剪刀沿伤口周围剪开,避免撕扯造成进一步损伤。

(4)轻度烫伤时,把生姜洗净,捣烂挤汁,用棉花蘸生姜汁涂于患处,可暂时缓解疼痛。

(5)重度烧、烫伤患者,应立即用清洁的被单或衣物简单包扎伤口,避免污染和再次损伤,并迅速送往医院。

## 三　烧、烫伤的预防

(1)桌上的热汤应移至婴幼儿不易拿到的地方。

（2）洗澡时先放冷水再放热水。

（3）家用饮水机的热水开关应相对固定,将饮水机放在不易碰到的地方。

（4）打火机、化学物品等均应收藏于儿童不易拿到的地方。

（5）不要让孩子把厨房视作玩乐的地方,尤其在做饭时。

注意事项

（1）不要乱扯伤者的衣服,以免加重烫伤皮肤的损害,甚至将受伤的表皮拉脱。

（2）不要使用牙膏、酱油等民间偏方,这些物质没有治疗效果,反而会造成感染,并给入院后的诊断和治疗造成困难。

（3）不要将水疱挑破,以免发生感染。

（4）严重烧伤患者可出现呼吸困难甚至窒息,对呼吸停止者需要施行人工呼吸。

（5）冰能更快地让伤口冷却。冷水有镇痛、清除污染物和减轻烫伤程度的作用。但是,用冰块冷敷不但对治疗烫伤没有帮助,还容易造成冻伤。

# 第八节　鼻出血

## 一　鼻出血概述

鼻出血是耳鼻喉科常见的急症,主要由鼻腔、鼻窦的血管破裂或炎症引起。鼻出血可以发生于任何年龄。

## 二　急救方法与措施

(1)一旦发生鼻出血,要及时进行局部压迫,让患者低头、张口呼吸,用拇指和食指捏住双侧鼻翼,向鼻中隔方向压迫数分钟,直至止血。

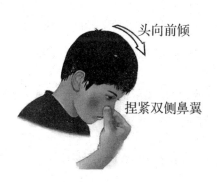

头向前倾

捏紧双侧鼻翼

(2)将少量云南白药粉置于干净的棉球上,然后将棉球轻轻塞入出血的鼻腔内。云南白药具有一定的止血作用,可直接作用于出血部位,促进血液凝固,从而达到止血的目的。

（3）如果是全身性疾病导致的鼻出血，在进行局部压迫的同时，还要进行全身性治疗，如降压。

（4）经过局部压迫后仍无法止血的，要及时送医院诊治。

（5）如果因头部受伤出现鼻出血，同时伴有眼眶瘀血、耳后瘀血、耳出血等，这种情况常被误认为是鼻出血，实际为颅内出血，此时严禁采用压迫、填塞等止血法，同时禁止冲洗、避免用力咳嗽和打喷嚏，并尽快送至医院或拨打"120"急救电话。

### 三 需要及时就医的其他鼻出血情况

（1）血液从鼻腔涌出，导致呼吸困难。

（2）肤色变得苍白，感到疲倦或出现意识模糊。

（3）鼻部手术后短期内发生出血，或者鼻腔中有肿瘤或其他异常组织团块。

（4）伴有其他严重症状，如胸痛等。

### 四 鼻出血的预防

（1）平时保持鼻黏膜湿润，不要挖鼻子，不要用力擤鼻涕，以防鼻腔血管破裂。

（2）过敏性鼻炎患者尽量避免接触过敏原、刺激物。

（3）平时注意生活细节，保持良好的生活习惯，预防感冒和鼻外伤,不挖鼻孔、揉鼻子。

(4)如果儿童有慢性鼻炎、鼻窦炎等疾病,应及时治疗,以免因长期鼻出血或慢性炎症导致缺铁性贫血等并发症。

(5)要纠正不良的生活习惯,如有吸烟、饮酒等不良嗜好要戒掉;饮食均衡、营养丰富,避免吃辛辣刺激性食物;加强身体锻炼,提高身体素质。

(6)对于有高血压和冠心病的老年人,要注意控制血压和血脂,如果出现鼻出血等症状,应及时去医院检查治疗。

# 第九节　强酸灼伤

## 一　强酸灼伤概述

　　强酸灼伤常由硫酸、硝酸、盐酸等无机酸引起,主要是引起皮肤灼伤。灼伤的程度与皮肤接触酸的浓度、范围和伤后是否及时处理有关。此外,某些有机酸也可造成灼伤,但程度较无机酸轻。

## 二　强酸灼伤表现

　　(1)轻度灼伤:皮肤仅伤及表皮层,表现为皮肤发红、轻度肿胀,类似于晒伤,但疼痛更为剧烈。局部会伴有明显的烧灼感,触摸时疼痛加剧。

　　(2)中度灼伤:损伤累及真皮层,皮肤会出现水疱。水疱大小不一,内含淡黄色澄清液体。水疱周围皮肤红肿明显,疼痛剧烈,且由于真皮层内含有丰富的神经末梢,伤者对疼痛的敏感度更高。

　　(3)重度灼伤:灼伤深度达到皮下组织甚至更深层次,皮肤会呈现皮革样改变,颜色呈暗褐色或黑色,质地坚硬,感觉迟钝甚至消失。

## 三 急救方法与措施

（1）若伤者衣物沾染强酸,应立即脱去被污染的衣物,过程中要小心,防止强酸液体因衣物移动而扩大灼伤范围。如果衣物与皮肤粘连,切勿强行撕扯,可用剪刀小心剪开未粘连部分,避免损伤皮肤,等待专业医护人员处理。

（2）立即用大量流动的清水冲洗灼伤部位,冲洗时间至少持续 15～30 分钟。水流速度不宜过急,以免对灼伤的皮肤造成二次伤害。如果条件允许可以使用一些具有清热消炎作用的中药煎剂冲洗灼伤部位,如金银花、连翘、黄柏、苦参等。这些中药具有抗菌消炎的作用,可以帮助减轻炎症反应。

（3）冲洗完毕后,用干净的纱布、毛巾或其他无菌敷料轻轻覆盖灼伤部位,避免创面受到二次污染和摩擦。不要在创面上涂抹牙膏、酱油、紫药水等物质,这些不仅可能影响医生对伤情的判断,还可能引发感染。

（4）若误服强酸导致消化道灼伤,立即口服牛奶、蛋清、豆浆、食用植物油等,严禁口服碱性物质,如碳酸氢钠,禁止催吐或洗胃。

## 四 强酸灼伤的预防

（1）强酸应储存于专门的化学品储存柜或仓库中，这些储存设施需具备良好的通风条件，且要远离火源、热源，以及易燃、易爆物品。

（2）制定严格的强酸使用操作规程，操作人员在使用前必须经过专业培训，熟悉强酸的性质、危害及正确使用方法。

（3）家中若有含强酸成分的清洁剂、除锈剂等物品，要放置在儿童无法触及的高处或带锁的柜子里。这些物品应保持原包装，标签清晰，避免儿童因好奇误服或接触。

# 第十节　强碱灼伤

## 一　强碱灼伤概述

　　常见的强碱灼伤为苛性碱(氢氧化钾、氢氧化钠)、生石灰(氧化钙)和氨水灼伤。这些碱性物质易溶于水或有强烈的吸水性,与水反应时可释放大量的热,从而灼伤皮肤。

## 二　强碱灼伤的危害

　　(1)强碱腐蚀性强,一旦与皮肤接触,会迅速与皮肤组织中的水分发生反应,形成强碱性环境。这种碱性环境会皂化皮肤中的脂肪,生成脂肪酸盐和甘油,导致皮肤的正常结构遭到破坏。

　　(2)强碱灼伤后的皮肤完整性遭到破坏,失去了天然的防御屏障,这使得细菌等微生物极易侵入伤口,引发感染。一旦感染,伤口局部会出现红肿加剧、发热、疼痛加重等症状,还可能伴有脓性分泌物。

　　(3)如果灼伤面积较大,强碱被吸收进入血液循环,可能引起发热、寒战、乏力、恶心、呕吐等全身反应,严重时会影响重要脏器功能,如导致肾功能损害,出现少尿、无尿等症状,甚至危及生命。

### 三 急救方法与措施

(1)迅速脱去污染衣物并用干布轻轻擦拭,再用大量冷水彻底冲洗 20～30 分钟,直至创面无滑腻感。必要时在医生指导下使用弱酸(如 3‰的硼酸)进行中和,之后用流水冲洗掉中和液。

(2)强碱灼伤后需要适当静脉补液,故处理完创面后应尽快前往医院。

(3)消化道被强碱灼伤,可酌情饮用牛奶、蛋清、食用植物油等缓解刺激,严禁催吐与洗胃。

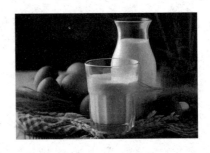

# 第十一节　利器插入身体

## 一　利器插入身体概述

利器插入身体的场景多样，如在工作中，建筑工人可能因操作不当被钢筋、铁钉等插入肢体；在日常生活中，交通事故、暴力冲突时，玻璃碎片、刀具等也可能刺入人体。运动意外中，尖锐的树枝、标枪等同样有插入身体的风险。

## 二　病情判断

（1）利器扎入身体，伤口一般会立即出血。如果血液喷涌而出，说明扎入的部位有大血管，情况较危急。

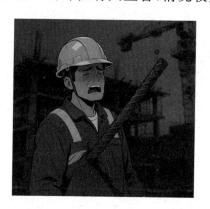

（2）利器如果扎入较深，还会造成人体脏器损伤。例如，利器扎入胸背部，易伤及心脏、肺及大血管；利器扎入腹部，易伤及肝、脾等器官；利器扎入头部，易伤及脑组织。

## 三 急救方法与措施

（1）首先要确保现场环境安全，远离可能导致二次伤害的因素。若在危险环境中，应尽快将伤者转移至安全地带，但移动过程中务必小心，避免利器进一步移位。

（2）取干净的纱布、毛巾或其他无菌敷料，轻轻覆盖在利器周围的伤口处，目的是防止外界异物落入伤口引发感染。

（3）注意不要尝试触碰或拔出利器，同时避免利器晃动、移位。若利器较长，可找一些稳定的支撑物，如木板、树枝等，将利器轻轻固定，防止其在伤者移动或搬运过程中发生晃动。

（4）密切观察伤者的呼吸、脉搏、意识等生命体征。如伤者呼吸骤停，可尝试进行心肺复苏，但动作要轻柔，避免对插入体内的利器造成干扰。

（5）立即拨打当地急救电话"120"，清晰准确地告知伤者的大致情况。

# 第三章

## 特殊人群

# 第一节　小儿发热

## 一 小儿发热概述

当体温超过正常值即 37℃时,表示发热,通常由感染引起。如果你的孩子伴有剧烈的头痛,需警惕脑膜炎。中度发热对身体的损害不大,但如果体温超过 40℃,就会很危险。

## 二 病情判断

(1)诊断:体温升高;面色苍白、发冷,出皮疹;随病情发展出现寒战;皮肤灼热、潮红;全身酸痛、出汗、头痛等。

(2)并发症:脱水及酸碱平衡紊乱(多见于平时有营养不良症状的婴幼儿)、热性惊厥、脑水肿等。当孩子出现40℃以上高热时,必须紧急处理。

## 三 急救方法与措施

(1)将孩子移至安静、安全的地方,确保孩子不会摔伤或碰伤。

(2)保持呼吸道通畅。将孩子的头向一侧倾斜,避免呕吐物阻塞呼吸道。

（3）用温水浸湿毛巾给孩子擦拭脸、手、足底等部位，以帮助散热，降低体温。

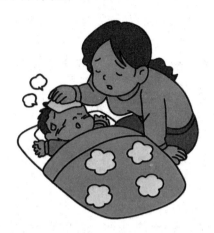

（4）用拇指或中指指端揉太阳穴，向耳方向揉为补，向眼方向揉为泻，揉 30～50 次。疏风解表，清热明目。

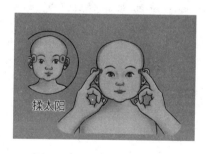

揉太阳

（5）如果孩子出现高热惊厥，应该及时就医。

**注意事项**

（1）发热时体内水分流失会加快，所以一定要注意补充水分，应适量饮用白开水、果汁及不含酒精和咖啡因的饮料。

（2）尽量避免给患者穿过多的衣服或盖厚重的棉被，这样会使身体不易散热，加重高热的不适。

### 四 小儿发热的预防

（1）合理的饮食习惯有助于增强免疫力和预防疾病。

（2）适当进行体育锻炼，有助于增强体质，提高免疫力。

（3）保持室内空气流通，居室干净卫生，预防空气污染引起的疾病。

（4）穿着适宜的衣物，以保持适宜温度，预防孩子受凉或过热。

（5）室外活动注意防晒。在进行室外活动时，注意防晒，避免长时间暴晒，以保护孩子的皮肤健康。

# 第二节 小儿过度换气综合征

## 一 小儿过度换气综合征概述

小儿过度换气综合征是由于患儿呼吸过深过快,体内二氧化碳排出过多,从而引发一系列生理和心理症状的病理状态。

## 二 临床表现

(1)最明显的症状是呼吸急促、深长,孩子会感觉呼吸费力,好像怎么也"喘不过气"。部分孩子可能伴有胸闷、胸痛,胸痛一般为刺痛或隐痛,程度不一。

(2)部分患儿会出现手足抽搐,表现为手部、足部肌肉痉挛,手指呈鸡爪样,足趾屈曲。还可能伴有心悸,感觉心跳加快、心慌。

## 三 急救方法与措施

(1)让患儿离开令其感到压力的环境(如争吵的现场),转移到通风、有阳光或让人心情平静的地方。

(2)安慰患儿,告诉他已经离开原来的环境,现在很安全,减轻其精神负担,消除恐惧心理。

(3)如果5～10分钟之后,情况仍没有好转,需送往医院诊断是否患有其他内科疾病。

(1)小儿在面临重大生活事件或长期处于精神压力下时,易产生焦虑、紧张、恐惧等情绪,这些情绪可刺激呼吸中枢,导致呼吸调节异常。

(2)遭受心理创伤,如校园霸凌、被他人恐吓等,会使孩子心理上产生阴影,导致情绪长期处于不稳定状态。这种心理状态可通过神经系统影响呼吸功能,促使过度换气综合征的发生。长期处于创伤应激状态下的孩子,体内的应激激素水平升高,会干扰呼吸节律的正常调控。

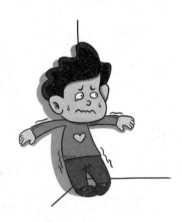

(3)某些呼吸系统疾病可刺激呼吸道感受器,导致呼吸频率和深度改变,引发过度换气综合征。例如,哮喘发作时,气道痉挛、狭窄,孩子为获取足够氧气,会不自觉地

加快加深呼吸,若持续时间过长,就可能诱发过度换气综合征。此外,肺炎、胸膜炎等疾病引起的胸痛、呼吸困难,也会促使孩子呼吸异常,增加发病风险。

(4)当孩子体内出现代谢紊乱,如甲状腺功能亢进,甲状腺激素分泌过多,会加快机体新陈代谢,使耗氧量增加,进而刺激呼吸中枢,导致呼吸加快加深。

(5)处于闷热、空气不流通的环境中,如拥挤的教室、闷热的车内等,二氧化碳浓度升高,氧气含量相对减少。孩子会通过加快呼吸来改善气体交换,长时间处于这种环境,呼吸调节容易失控,引发过度换气。临床观察发现,在夏季高温时段,因闷热环境诱发小儿过度换气综合征的病例明显增多。

# 第三节　小儿呃逆

## 一　呃逆概述

呃逆是一种不自主的膈肌痉挛,导致声门突然关闭,从而产生特有的短促声响,俗称"打嗝"。这种现象在日常生活中较为常见,多数时候呃逆是短暂的,可自行缓解,但有时也可能持续较长时间,给患者带来不适。

## 二　呃逆的常见类型

(1)短暂性呃逆最为常见,通常由饮食、情绪等因素诱发,持续时间较短,一般不超过 48 小时。比如,进食过快、过多,或食用辛辣、刺激性食物后,都可能引发短暂性呃逆。这种呃逆往往可通过一些简单的方法,如喝水、屏气等自行停止。

(2)顽固性呃逆。若呃逆持续超过 48 小时,就被称为顽固性呃逆。顽固性呃逆可能由多种严重疾病引起,需就医查明病因,且会对患者的生活质量产生较大影响,如干扰睡眠、影响进食等。

## 三　急救方法与措施

(1)让患者坐直,屏住呼吸,时间尽可能长一些,反复憋气,直到呃逆停止。

(2)用一个纸袋罩在患者脸上,让患者反复呼吸呼出的空气,吸进、呼出约 1 分钟,或直到呃逆停止。

## 四 呃逆的预防

(1)进食时细嚼慢咽,避免狼吞虎咽。

(2)减少食用辛辣、生冷、油腻等刺激性食物,这些食物可能刺激胃肠道,影响膈肌正常功能。

(3)注意保暖,尤其是腹部保暖,避免着凉。寒冷刺激可能引起膈肌痉挛,导致呃逆。在寒冷季节,可多穿衣物,晚上睡觉盖好被子,防止腹部着凉。

(4)避免在进食时大笑、说话过多,以免吞咽过多空气。吃饭时保持安静,专心进食,也有助于预防呃逆。

# 第四节　小儿突发哮喘

## 一　小儿突发哮喘概述

小儿突发哮喘是儿童常见的慢性气道炎症,发病率高,常表现为反复发作,严重影响患儿的生长发育、学习和生活。由于一些家长和患儿不能正确处理突发情况,可能加重哮喘症状,严重者造成肺功能受损,丧失体力活动能力,甚至致命。

## 二　临床表现

发作前,一般伴有咽喉发痒、胸闷、干咳等症状。

## 三　急救方法与措施

(1)让患儿坐直,身体微微前倾,这样有利于呼吸,缓解哮喘引起的呼吸困难。

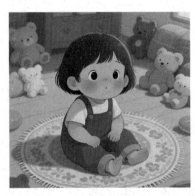

（2）推揉膻中。膻中在胸部,前正中线上,平第 4 肋间,两乳头连线的中点。用两拇指自膻中穴向两旁分推至乳头,称为分推膻中,操作 50～100 次;然后再用中指指端按揉膻中穴 1～2 分钟。此手法能宽胸理气、化痰降逆,对哮喘导致的呼吸急促、胸中憋闷有缓解作用。

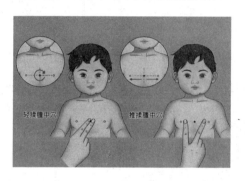

（3）哮喘患儿应该随身携带治疗哮喘的吸入剂,同时家中也应配备治疗哮喘的药品,以便在哮喘急性发作时第一时间吸入药物,快速平喘。

（4）严密观察病情和吸入喷剂后的反应,如果短时间内症状仍无法缓解,须立即送医急救。

### 四 日常护理

（1）保持室内空气清新,避免室内有各种刺激患儿发病的气味。

（2）室内温度不宜偏低,特别是天气转凉时,家长要为患儿穿衣保暖,户外活动时需穿上外套。

（3）注意饮食清淡,忌食生冷、辛辣、甜腻及易过敏食物,以免刺激气管,引发哮喘。食物选择松软且容易消化的,注意营养均衡。

（4）空气不好的时候,不宜带患儿外出,更不要去环境污染严重的地方,以免诱发哮喘。

（5）平时注意多饮水,可帮助稀释痰液。

（6）多锻炼,增强体质。教孩子多做呼吸训练,如吹哨子、吹气球、大声唱歌等,以增加肺活量,当哮喘发作时,可减轻喘息症状。

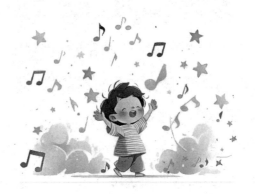

# 第五节　老年低温烫伤

## 一 老年低温烫伤概述

老年低温烫伤是指老年人因皮肤感知能力下降,在较长时间接触44～50℃的温热物体(如热水袋、电热毯、暖宝宝)后,造成的渐进性皮肤深层组织损伤。

## 二 临床表现

(1)皮肤出现红肿、疼痛等现象,伴有灼热感。

(2)皮肤出现水疱,疱液为透明状。

(3)皮肤表面出现灼热感,摸上去有明显的热度。

(4)低温烫伤导致皮肤组织受损,严重者导致组织坏死。

## 三 急救方法与措施

(1)立即用凉水对着烫伤处冲5～10分钟,或者用包裹毛巾的冰袋进行冷敷。

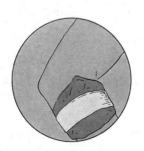

（2）不要用酱油或牙膏涂抹烫伤处，这样容易引起烫伤处感染。

（3）及时就医诊治，低温烫伤的严重程度难以用肉眼辨别，严重者无法通过局部换药治愈，有可能需要手术切除坏死组织，应尽早寻求专业治疗，以免延误病情。

### 四 老年低温烫伤的预防

（1）避免长时间接触超过体温的物品。为了避免发生低温烫伤，最好不要长时间接触温度超过体温的物品。例如使用热水袋取暖时，水温不宜过高，热水袋外面最好用布包裹隔热，或放于两层薄毯中间，使热水袋不直接接触使用者的皮肤。在使用各种取暖设备时一定要严格按照说明书操作，在使用金属和电子取暖器时，有隔热套的要使用隔热套，并且不要紧贴皮肤，这样就可以避免绝大多数低温烫伤。

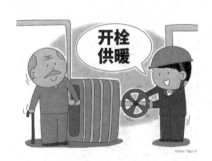

（2）注意保暖用品的质量。老年人在冬季使用的保暖

用品,要选择质量好的,以免对身体造成伤害。市面上的暖宝宝、蒸汽眼罩很多是铁粉发热内芯,这种发热内芯不能精准控温在人体需要的舒适温度,容易发热不均匀。同时,一些劣质产品没有水蒸气释出,干蒸皮肤容易引起低温烫伤。除此之外,粉末容易露出也是一大安全隐患。因此,在选用热敷贴时,可以选择薄片式发热内芯,这种发热内芯可以严格控温,呵护肌肤,不会对健康造成威胁。

# 第六节　老年人跌倒

## 一　老年人跌倒概述

老年人跌倒是指年龄≥65岁的老年人,由于突发、不自主的、非故意的体位改变,倒在地上或更低的平面上。

跌倒可能导致老年人骨折,常见的骨折部位包括髋部、腕部、脊柱等。骨折不仅会给老年人带来剧烈的疼痛,还可能影响其肢体功能,甚至导致长期卧床,引发肺部感染、深静脉血栓、压疮等并发症,严重影响老年人的生活质量,增加致残率和死亡率。

## 二　老年人跌倒的原因

(1)有些疾病可能引发跌倒,如心脏病、高血压、低血糖等疾病发作时,会出现头晕、晕厥等情况,导致老人跌倒,同时还可能发生各部位的跌伤。

(2)一些非疾病的原因,如走路绊倒、被撞倒,以及由于紧张、惊吓而诱发心脏病、高血压急症等也可能使老人跌倒。

### 三 急救方法与措施

**1. 自救**

(1)不要贸然起身,先评估受伤情况,只有在没受伤的情况下、感到自己有足够力量时,才应考虑站起来。

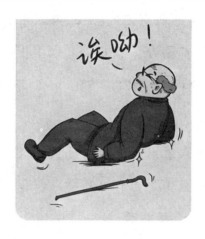

(2)掌握正确的起身方法。建议老年人起身时身体协调整体移动,避免牵拉扭曲动作。

(3)跌倒后如果自己判断是轻微损伤,可休息片刻,等体力恢复一定后使自己变成俯卧位,以椅子或其他物体作为支撑,缓慢站起,同时感觉是否有头晕、站立不稳的情况,休息片刻,告知家人或照料者。

**2. 身边人急救**

(1)在判断意识前,不要轻易移动患者。轻拍老人双肩,分别在双侧耳畔大声呼喊,如老人无任何反应,应用5

～10 秒观察其胸部是否有起伏,以判断呼吸是否存在。

(2)若老人意识清醒但有疼痛或不适,可按压合谷穴、内关穴、足三里穴等。合谷穴位于手背,第 2 掌骨桡侧的中点处;内关穴位于前臂掌侧,腕掌侧远端横纹上 2 寸,掌长肌腱与桡侧腕屈肌腱之间;足三里穴位于小腿外侧,犊鼻下 3 寸,胫骨前嵴外 1 横指处。用手指按压穴位,力度以患者能耐受为度,每个穴位按压 3～5 分钟,以起到疏通经络、缓解疼痛的作用。

(3)如果老人意识丧失但有呼吸,应将其摆放成稳定侧卧位,检查口腔中是否有呕吐物。若有,用手指清理干净,并拨打"120"急救电话。

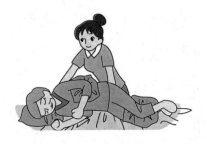

(4)如果老人意识丧失,呼吸也停止或呈喘息样,应立即做心肺复苏,并叫人拨打"120"急救电话。

(5)如果老人意识清楚,应询问其跌倒的情况,有无头晕、心慌、胸痛等。检查有无局部外伤,及时采取相应的止血、包扎、固定等措施。若伤势较严重,请及时拨打"120"

急救电话。

四 **老年人跌倒的预防**

(1)适当进行体能运动,可以有效防止跌倒,如进行有氧运动、力量训练、平衡运动、柔韧性运动。

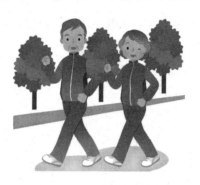

(2)排查家庭安全隐患,包括客厅、卧室、洗手间、厨房等。

(3)饮食结构要合理,多吃富含蛋白质的食物、新鲜蔬菜和水果等,适量饮水。

(4)穿防滑平底鞋,并根据老年人的身体状况,合理使用辅助器具,如拐杖、助行器等,帮助老年人保持平衡和稳定。

# 第七节　老年人直立性低血压

## 一　直立性低血压概述

　　直立性低血压,是指人体从一个姿势改变到另一个姿势时,血压调节机制反应不及时或不足,导致血压快速下降,从而引起一系列症状,如头晕、晕厥或肌无力等。

## 二　临床表现

　　(1)头昏或眩晕。

　　(2)视物模糊或眼前发黑。

　　(3)乏力。

　　(4)流汗。

　　(5)心跳加速。

　　(6)恶心或呕吐。

　　(7)昏厥或失去知觉。

## 三　急救方法与措施

　　(1)保持平静并尽快找到一个安全的位置坐下来,如果感到晕眩,最好避免站立,可以坐在地上。

　　(2)按压百会穴,百会穴位于头顶正中线,与两耳尖连线的交点处。用拇指或食指指腹轻轻按压百会穴,每次按压 0.5～1 分钟,以局部有酸胀感为度。百会穴为诸阳之会,按压此穴可升提阳气,对改善低血压有辅助作用。

(3)将头放低至低于心脏的位置,可以缓解症状。将头部向前倾斜,可以帮助血液流向脑部。

(4)缓慢而稳定地深呼吸,以满足身体对氧气的需求,有助于升高血压。

(5)如果条件允许,最好喝一些水或含有电解质的饮料,以补充体液和电解质,维持体液平衡和血压平衡。

### 四 老年人直立性低血压的预防

(1)老年人在起床、站立或从椅子上起身时,动作要缓慢,避免突然改变体位。可以先在床上坐几分钟,然后慢慢站起来,给身体足够的时间来适应血压的变化。

(2)规律的体育锻炼可以增强心血管功能,提高身体的适应能力。建议老年人选择适合自己的运动方式,如散步、太极拳、瑜伽等,每周进行 3～5 次,每次 30～60 分钟。但要注意运动强度不宜过大,避免在炎热或寒冷的环境中运动。

(3)保持均衡的饮食,增加盐分和水分的摄入,但要避免过度饮酒和摄入过多咖啡因。适当增加富含蛋白质、维生素和矿物质的食物,如瘦肉、鱼类、豆类、蔬菜和水果等,有助于维持血压稳定。

(4)避免长时间站立或坐着,长时间坐着或站立会使下肢静脉回流受阻,容易导致下肢静脉血流量减少,可能引起直立性低血压。从躺着或坐着的姿势恢复站立时,应该慢慢地调整体位,使身体逐渐适应体位变化。

(5)避免穿着过紧的衣服,尤其是腰部和腹部的紧身衣物,以免限制血液循环。可以选择穿弹性袜,帮助促进下肢血液回流,减少直立性低血压的发生。

# 第八节　老年人急性心肌梗死

## 一　急性心肌梗死概述

急性心肌梗死是由于冠状动脉粥样硬化、血栓形成或冠状动脉持续痉挛,导致冠状动脉或其分支闭塞,使心肌因持久缺血、缺氧而发生坏死,可并发心律失常、休克或心力衰竭,常危及生命,有可能发生猝死。

## 二　临床表现

(1)胸痛。持续而强烈的胸痛是心肌梗死最常见的症状。疼痛可以局限在胸骨后方或向左肩、手臂、颈部或下颌延伸。一些患者描述疼痛为压迫、挤压、闷痛感,一些患者则表示有刺痛或烧灼感,还有些患者会感到胸痛无法忍受,但也有一些患者没有明显的疼痛感。

(2)呼吸困难。急性心肌梗死可导致心脏功能不全,从而引起氧气供应不足,出现呼吸困难。呼吸急促或浅,特别是在安静或轻微活动状态下出现这种症状时,应引起患者的重视。

(3)恶心、呕吐和出汗。当心肌缺血或坏死时,体内会释放出一些化学物质,导致恶心和呕吐等症状。

### 三 急救方法与措施

（1）迅速拨打"120"急救电话。

（2）卧床，保持镇静，不要强行搬动患者去医院，同时解开患者的衣领、腰带。若患者发生休克，立即撤下枕头，清理口腔中的呕吐物、分泌物，将头部轻轻后仰，保持气道通畅。

（3）在等待医护人员赶来期间，密切观察患者的情况，保证患者气道通畅。

### 四 急性心肌梗死的预防

（1）建议老年人遵循低盐、低脂、低糖的饮食原则。多吃新鲜的蔬菜水果，保证维生素和膳食纤维的摄入，有助于降低胆固醇和血压。增加全谷物、豆类等富含膳食纤维食物的摄入，减少动物内脏、肥肉、油炸食品等高脂肪食物的摄入。

（2）选择节奏较为缓慢的运动，如散步、慢跑、太极拳、瑜伽等，每周进行 3～5 次，每次 30～60 分钟。运动强度以运动后身体微微出汗且不感到疲劳为宜。清晨是心血管事件的高发时段，因此老年人不宜过早进行剧烈运动，可选择在下午或傍晚进行。

（3）吸烟是心血管疾病的重要危险因素，戒烟有助于降低心肌梗死的发生风险。

（4）保持平和的心态,避免紧张、焦虑、愤怒等情绪波动,可通过听音乐、阅读、与朋友交流等方式缓解压力,减少情绪对心脏的影响。

（5）寒冷刺激可导致血管收缩,增加心肌梗死的发生风险。因此,在寒冷季节,老年人要注意保暖,避免长时间待在寒冷环境中,外出时要穿戴暖和,戴好帽子、围巾、手套等。

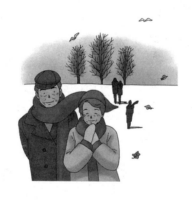

# 第九节　老年人突发性耳鸣

## 一　老年人突发性耳鸣概述

随着年龄的增长,身体的各个器官都在慢慢地退化,老年人很容易出现耳鸣的症状。除了生理性的原因,也有病理性的原因,如内耳外伤、感染、听觉神经病变等。另外,也有原因不明的突发性耳鸣。

## 二　急救方法与措施

(1)让患者保持安静,不要急躁,要注意适当休息,不要增加头部压力,不弯腰用力,避免用力擤鼻涕等,观察症状是否减轻。

(2)按揉听会穴。听会穴在面部,耳屏间切迹的前方,下颌骨髁突的后缘,张口有凹陷处。以食指或拇指按揉听会穴,每次 1～2 分钟,每日多次,能改善耳部气血运行。

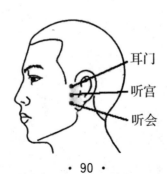

（3）如果怀疑是炎症或者其他疾病导致的突发性耳鸣，要及时就医检查。

## 三 突发性耳鸣的预防

（1）老年人应尽量避免长时间处于高分贝环境中，如施工现场、电影院等。如果无法避免，可佩戴耳塞、耳罩等防护用品，减少噪声对耳部的损伤。

（2）要学会调节情绪，保持乐观积极的心态。当遇到情绪波动时，可通过深呼吸、冥想、听舒缓音乐等方式进行放松，避免情绪剧烈波动对耳部产生不良影响。

（3）选择适合自己的运动方式，如散步、慢跑、太极拳等，每周进行 3～5 次，每次 30 分钟左右。运动可以促进血液循环，增强身体的免疫力，有助于缓解或预防耳鸣。但要注意运动强度不宜过大，避免过度疲劳。

（4）高血压会影响内耳的血液供应，导致耳鸣。糖尿病可能引起内耳神经和血管病变，进而引发耳鸣。高血脂会导致动脉粥样硬化，影响耳部血液循环。因此，老年人一定要控制好血压、血糖和血脂。

# 第十节　妊娠期重感冒

## 一 妊娠期重感冒概述

孕妈妈在怀孕期间免疫力下降,所以稍不注意就容易感冒。感冒对于我们普通人来说是很正常的一件事,一般吃点药就可以了。对于孕妈妈来说,感冒就没这么简单了,因为大多数孕妈妈出现感冒症状时,都不能随意用药,以免伤害到胎儿。因此,懂点孕期感冒常识很重要。

## 二 临床表现

除了轻度感冒的症状外(仅有打喷嚏、流鼻涕、咳嗽等症状),还会有发热、寒战、咽喉肿痛、剧烈咳嗽、咳痰、身体乏力或酸痛等症状。

## 三 急救方法与措施

(1)帮助孕妇找一个安静、舒适的地方躺下休息,减少活动量,让身体集中精力对抗感冒病毒,同时也有助于缓解疲劳和头痛等。

(2)如果孕妇体温超过 38.5 ℃,可用湿毛巾敷于额头进行物理降温,每 15～20 分钟更换一次,直到体温有所下降。也可以用温水擦拭孕妇的颈部、腋窝、腹股沟等大血管丰富的区域,通过水分蒸发带走热量。

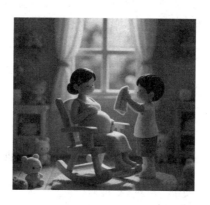

（3）如果孕妇咳嗽有痰,可让孕妇多坐起来,轻轻拍打其背部,从下往上、从外向内,以促进痰液排出。也可以煮一些冰糖雪梨水给孕妇饮用,有一定的润肺止咳功效。

（4）密切观察孕妇的症状,如果感冒症状持续加重,如高热不退、咳嗽剧烈、呼吸急促、头痛严重等,或者出现腹痛、阴道流血等异常情况,应立即拨打"120"或送孕妇去医院就诊。

四 孕期感冒的预防

（1）应注意多休息,避免熬夜、劳累,放松心情。

（2）每天至少饮用 1500～2000 毫升的水,促进新陈代谢,帮助身体排出毒素,保持呼吸道黏膜湿润,降低感冒的发生概率。

（3）饮食清淡,多吃新鲜的蔬菜和水果;少吃辛辣刺激、油炸煎炒的食物;咳嗽时,少吃橘子、橙子等柑橘类水果;肠胃不适时,不宜喝冰冷饮料,也应少吃油腻的食物。

(4)注意避免到人群密集的场所,家中居室经常通风换气。

(5)选择适合孕期的运动,如散步、孕妇瑜伽等,每周进行 3~5 次,每次 30 分钟左右。运动能促进血液循环,增强心肺功能,提高身体抵抗力。

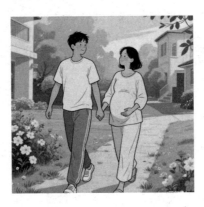

# 第十一节　妊娠期腿抽筋

## 一　妊娠期腿抽筋概述

在孕中期以后,半数以上的孕妇会出现腿抽筋的情况,尤其在晚上睡觉时最容易发生。一般持续 1～2 分钟就停止了,但不适感会持续数小时。

## 二　妊娠期腿抽筋的原因

(1)受凉。这是引起孕妇腿抽筋的常见诱因,尤其夜晚温度较低,腿部很容易因为冷而发生痉挛抽筋。

(2)过度劳累。随着孕妇身体日益沉重,一些体力活动都可能引发疲劳,夜间休息时肌肉紧张状态若得不到改善,就很容易引发抽筋。

(3)睡眠姿势不当。孕妇如果长时间保持一个姿势,就容易引起小腿肌肉酸痛和抽筋。

(4)缺钙。孕期身体对钙的需求量大,如果孕妇长期钙摄入不足,就很容易因为缺钙导致腿抽筋。

## 三　急救方法与措施

(1)牵拉脚掌。当抽筋刚开始时,孕妇应迅速将脚伸直,自己或者身边的人可牵拉脚掌,使其向上翘起。

（2）按摩腿部肌肉。可以先将双手搓热，然后按摩孕妇抽筋处的肌肉。

（3）如果站立时发生腿抽筋，孕妇需第一时间握紧椅背或其他物体作为支撑，站直，膝部伸直，使腿后部肌肉伸展，同时均匀地深呼吸，也有助于缓解抽筋症状。

### 四 妊娠期腿抽筋的预防

（1）多吃富含钙和维生素 D 的食物，同时要多出去晒晒太阳，以促进钙的吸收。

（2）避免久站、久坐或走路太多，减轻腿部疲劳。

（3）注意保暖，夜间盖好被子，平时也可以让家人帮忙按摩，放松腿部肌肉。

（4）保持适量运动，以不感到疲倦为原则，可增强心肺功能，促进血液循环。

# 第十二节　异位妊娠

## 一　异位妊娠概述

异位妊娠是指受精卵在子宫体腔以外着床,又称宫外孕。

## 二　临床表现

(1)停经。多有 6~8 周停经史。

(2)阴道出血。患者会出现不规则的阴道出血,色暗红,量少,一般不超过月经量。

(3)突发下腹痛。下腹一侧突然出现撕裂样或阵发性剧烈疼痛,甚至放射至全腹部或肩胛部。

(4)晕厥与休克。轻者出现晕厥,严重者出现休克。

## 三　急救方法与措施

### 1.身边人急救

(1)一旦发现孕妇可能是异位妊娠并出现剧烈腹痛、阴道流血、晕厥等症状,应立即拨打"120"急救电话。

(2)让患者保持平卧位,头部略低,下肢抬高 20°~30°,以增加回心血量,改善休克症状。同时,尽量减少患者的搬动,避免加重病情。

（3）用毛毯、棉被等覆盖患者身体，防止患者因失血过多导致体温下降，但不要使用热水袋等直接热敷，以免加重出血。

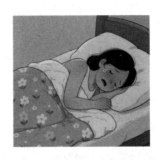

（4）关注患者的意识、呼吸、脉搏等生命体征。如果患者出现呼吸、心脏骤停，应立即进行心肺复苏，直至急救人员到达。

## 2. 自救

（1）避免过度紧张和焦虑，因为情绪过度波动可能会加重身体的应激反应，不利于病情稳定。

（2）立即选择安全的地方躺下，采取平卧位，抬高下肢，头部略低，以改善休克症状，并拨打"120"。

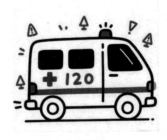

## 四 后期注意事项

(1)保证充足的睡眠。需保证每天 7～8 小时的睡眠时间,半个月内避免重体力劳动和剧烈运动,如提重物、跑步、跳绳等,可适当进行散步等舒缓的活动,以不感到疲劳为宜。

(2)注意个人卫生。保持外阴清洁,每天用温水清洗外阴,勤换内裤,避免发生感染。术后一个月内禁止盆浴和性生活,防止细菌侵入引起妇科炎症。

(3)少吃辛辣、油腻、生冷等刺激性食物,如辣椒、油炸食品、冰淇淋等,以免影响身体恢复或引起胃肠道不适。

# 第十三节　自然流产

## 一 自然流产的概述

自然流产是指妊娠不足 28 周、胎儿体重不足 1 kg 而终止妊娠的情况,主要由胚胎染色体异常所致。

## 二 自然流产分类

(1)先兆流产。阴道少量出血,色鲜红或褐色,伴轻度下腹痛或腰酸下坠感,宫颈口未开。

(2)难免流产(指流产已不可避免,由先兆流产发展而来)。阴道流血量增多,阵发性腹痛加剧,宫颈口大开,羊水流出,可见胚组织。

(3)不全流产。妊娠物部分已排出体外,尚有部分留在子宫内,子宫收缩差,阴道流血多且持续不止,阵发性腹痛。

(4)完全流产。全部妊娠物已自宫腔内排出,阴道流血逐渐减少,腹痛感明显减轻。

(5)稽留流产。胚胎或胎儿已死亡滞留宫腔内未排出,阴道流血可有可无,可多可少。

(6)复发性流产。连续 3 次或以上自然流产。

## 三 急救方法与措施

### 1. 身边人急救

让患者平躺在床上或其他平坦、安全的地方,抬高双腿,略高于心脏水平,这样有助于增加子宫的血液供应,减少出血,同时也能防止因出血过多导致休克,及时拨打"120"。

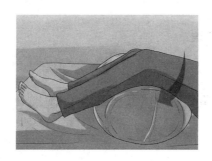

### 2. 自救

(1)立即找一个安全、舒适的地方平卧休息,尽量不要活动,避免站立或走动,防止因重力作用导致出血加重。同时,尽量调整呼吸,保持平稳的心态,避免过度紧张和恐慌,因为情绪过度波动可能会进一步影响身体状况。

(2)拨打"120"急救电话,等待救援。

(3)在等待救援期间,可以用被子或衣物覆盖身体,保持身体温暖,避免因出血后身体虚弱而受凉。但注意不要使用过热的物品,如热水袋等直接热敷腹部,以免加快血液循环,加重出血。

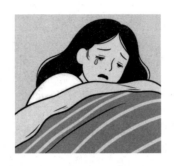

## 四 后续护理

### 1. 中药调理

对于气血虚弱者,常用八珍汤加减,以补气养血,促进身体恢复;对于血瘀者,可选用生化汤加减,以活血化瘀,促进恶露排出,缓解腹痛。

### 2. 情绪调节

中医认为情绪不畅可能影响气血运行和脏腑功能,自然流产后女性易出现焦虑、悲伤等情绪,可通过听舒缓的音乐,以舒缓情绪、宁心安神。

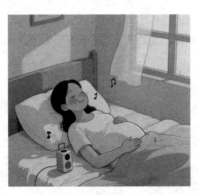

### 3.艾灸护理

可在中医的指导下进行艾灸,常用穴位有足三里、关元、气海等。足三里位于小腿外侧,犊鼻下 3 寸,胫骨前嵴外 1 横指处,艾灸此穴位可调节脾胃功能,促进气血生化。关元位于下腹部,脐中下 3 寸,前正中线上;气海位于下腹部,脐中下 1.5 寸,前正中线上;艾灸关元、气海能温补肾阳,暖宫散寒,促进子宫恢复。

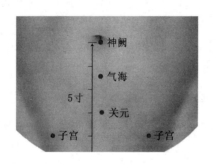

一般每次艾灸 15～20 分钟,以局部皮肤温热、微红为度,避免烫伤皮肤。

# 第十四节　产后出血

## 一　产后出血概述

胎儿分娩后 24 小时内出血量超过 500 毫升者,称为产后出血,多发生于产后 2 小时内。晚期产后出血是指分娩 24 小时以后,在产褥期内发生的子宫大量出血,多见于产后 1~2 周。产后出血是导致孕产妇死亡的四大原因之一。

## 二　中医辨证要点

产后出血在中医范畴中属于"产后血崩""产后恶露不绝"等病症。其辨证要点主要从出血的量、色、质,以及伴随症状等方面进行综合判断,具体如下:

**1. 气虚证**

(1)出血特点:出血量多,色淡红,质稀薄。

(2)伴随症状:神疲乏力,气短懒言,面色苍白,小腹空坠,舌淡,苔薄白,脉缓弱。

**2. 血瘀证**

(1)出血特点:出血量时多时少,色紫黯,有血块。

(2)伴随症状:小腹疼痛拒按,血块排出后腹痛减轻,舌紫黯,或有瘀点瘀斑,脉弦涩。

**3.血热证**

(1)出血特点:出血量较多,色鲜红或深红,质黏稠。

(2)伴随症状:心烦口渴,尿黄便结,舌红,苔黄,脉滑数。

**三 急救方法与措施**

(1)按摩子宫底,刺激子宫收缩,或者按摩、针刺合谷穴、三阴交穴、足三里穴。

(2)如出血不止,可通过按摩子宫促进其收缩,辅助止血,或用拳头在脐上中线位置向脊柱方向压迫腹主动脉止血。如有条件可使用缩宫剂。

(3)休克症状出现时,立即给予休克急救措施,并迅速将患者送往医院救治。

**四 后续护理**

(1)选择具有补养气血作用的食物,如用红枣、山药、桂圆熬粥,有健脾养血的功效;也可以食用猪肝菠菜汤,猪肝富含铁元素,菠菜能养血止血,二者搭配可有效补充产后气血。

(2)适当食用一些有助于活血化瘀的食物,如山楂。可以将山楂煮水或制成山楂糕食用,能帮助促进恶露排出,减少子宫瘀血。但食用量应适中,避免过食导致胃酸过多等问题。

(3)可以适当进行穴位艾灸。常选用关元、气海、足三里、三阴交等穴位。关元、气海位于下腹部,能培补元气、温养子宫;足三里能调节脾胃功能,促进气血生化;三阴交能健脾益血、调肝补肾。

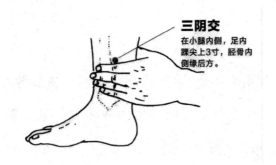

**三阴交**
在小腿内侧,足内踝尖上3寸,胫骨内侧缘后方。

# 第十五节　急性乳腺炎

## 一 急性乳腺炎概述

急性乳腺炎是乳腺的急性化脓性感染,是乳腺管及其周围结缔组织的炎症,患者多是产后哺乳期女性,尤以初次生产的产妇更为常见。

## 二 临床表现

以乳房胀痛、乳汁不畅伴表证为主要表现,随着炎症的发展,乳房肿块逐渐增大,皮色焮红,疼痛加剧,最后成脓。

## 三 急救方法与措施

(1)暂停哺乳。

(2)可选用金黄散、玉露散等,用醋或蜂蜜调成糊状,外敷于乳房红肿疼痛处,能起到清热解毒、消肿止痛的作用。也可用鲜蒲公英、鲜仙人掌(去刺)等捣烂外敷,每日换药 1～2 次。

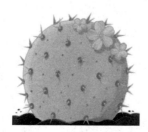

（3）在炎症初期，可进行手法排乳。操作时先热敷乳房局部，然后用手指从乳房周围向乳头方向轻轻按摩、挤压，以疏通乳络，排出淤积的乳汁。每次操作 15～20 分钟，每日 2～3 次，有助于减轻乳汁淤积，缓解症状。

### 四 急性乳腺炎的预防

（1）在哺乳前后，用温水清洗乳头和乳晕，保持局部清洁卫生，防止细菌滋生。

（2）两侧乳房交替哺乳，让婴儿吸空一侧乳房后，再吸另一侧，若乳汁过多，婴儿不能吸尽，应将剩余乳汁挤出，防止乳汁淤积导致细菌滋生。

（3）每次哺乳后，可在乳头上涂抹少量乳汁，乳汁中的蛋白质和脂肪能保护乳头皮肤，防止皲裂。若乳头出现干燥、皲裂等情况，可涂抹羊毛脂软膏或乳头修复霜等。

# 第四章

## 急性中毒

# 第一节　中毒概述

## 一　中毒分类

（1）化学性中毒：化学性中毒是指人体吸入或摄入化学物质后引起的病理反应。常见的化学物质中毒包括有机磷农药中毒、重金属中毒、氰化物中毒等。

（2）动物性中毒：动物性中毒是指人体接触到某些动物的毒液、毒刺等，引起的病理反应。常见的动物性中毒包括蛇咬中毒、蜜蜂蜇伤中毒、海蜇中毒等。

（3）植物性中毒：植物性中毒是指人体接触到某些植物的有毒部分后引起的病理反应。常见的植物性中毒包括毒蕈中毒、毒花中毒等。

## 二　毒物进入的途径

### 1. 经呼吸道吸入

气态毒物，如一氧化碳、氯气、硫化氢等；喷洒农药或含金属的粉尘、烟、雾等均可经呼吸道吸入而引起中毒。

### 2. 经消化道进入

多数毒物是经由消化道进入，如食物中毒、某些药物中毒等。胃黏膜对乙醇类溶液吸收迅速，对水溶性的毒物吸收较差,溶解后的毒物由胃进入肠道,其中大部分被小肠吸收,小部分可以被直肠吸收。

### 3. 经皮肤吸收

完整的皮肤是良好的天然屏障,但脂溶性毒物,如有机磷酸酯类化合物等可从皮肤表皮细胞或通过皮肤的毛囊、皮脂腺或汗腺进入真皮而被吸收。经皮肤吸收的毒物一般不经肝脏的解毒过程而直接进入体循环,多与呼吸道吸入中毒同时发生。

### 4. 经肌肉或静脉吸收

经由静脉、腹腔或肌肉注射某类药物,药物过量或发生药物过敏都可引起中毒。该途径引发的中毒发病迅速。

### 5. 经其他途径进入

毒物可侵入眼、耳、口、胸腔和腹腔、直肠及女性生殖器黏膜发生毒害。此外,毒物亦可经创口进入,或注入皮下组织与肌肉,或直接由静脉进入血液,引起中毒。

### 三 毒物在体内的分布

毒物被吸收进入人体后,迅速分布于全身体液及组织中,并到达效应部位。毒物蓄积的组织和器官是其主要致毒部位。毒物从蓄积部位不断释放出来并作用于细胞,引起毒性损害,表现出各种中毒症状。

## 四 急性中毒对机体的影响

毒物进入体内,除对组织和器官的直接毒性作用外,还会破坏机体酶系统和生物膜的生理功能,妨碍组织对氧的摄取、运输和利用,改变机体递质的释放或激素的分泌,损害机体的免疫功能,影响机体的代谢,从而使机体表现出明显的中毒症状。

## 五 急性中毒的判断

不同的毒物中毒有不同的临床表现,有些还有一定的特异性。确定中毒的病因是治疗的关键。首先要了解中毒者的工作环境及中毒情况,判断毒物进入人体的途径,由此可初步诊断中毒原因,达到及时、正确、有效抢救的目的。

## 六 急性中毒的现场救护原则

### 1. 确保安全

首先要确保救护者和中毒者的安全。如果中毒现场存在危险因素,如有毒气体泄漏、火灾等,应先将中毒者转移到安全的地方,避免在危险环境中停留过久,防止中毒情况加重或发生其他意外。例如,在一氧化碳中毒现场,应立即打开门窗通风,将患者转移到空气新鲜的地方。

### 2. 迅速判断病情

快速评估中毒者的意识、呼吸、心跳等生命体征。可以通过呼喊患者、观察胸廓起伏、触摸颈动脉搏动等方式进行判断。若发现患者呼吸、心脏骤停,应立即进行心肺复苏。

### 3. 去除毒物来源

(1)如果是皮肤接触中毒,应立即脱去被污染的衣物,用大量清水冲洗皮肤,彻底清除皮肤上的毒物。

(2)如果是眼睛接触中毒,要用大量清水或生理盐水冲洗眼睛,冲洗时应让患者转动眼球,确保眼部各个部位都能得到充分冲洗,冲洗时间至少 20 分钟。

(3)如果是口服中毒,在患者意识清醒时,可尝试催吐。让患者饮入适量温水或淡盐水,然后用手指刺激舌根部,引发呕吐反射,促使毒物排出。但如果患者服用了强酸、强碱等腐蚀性毒物,或者处于昏迷状态,则禁止催吐,以免发生窒息或消化道穿孔等危险。

需要注意的是,急性中毒的现场救护需要根据具体的中毒情况进行灵活处理,在不具备专业知识和技能的情况下,不要盲目进行操作,以免造成不良后果。

# 第二节　一氧化碳中毒

## 一　一氧化碳概述

一氧化碳为无色、无味、无刺激性的有毒气体。在矿井、工厂及日常生活中,当含碳的物质不能完全燃烧时,均可产生一氧化碳。

## 二　临床表现

急性一氧化碳中毒按照症状的轻重通常分为三级。

(1)轻度中毒。头晕、头痛、头胀、耳鸣、恶心、呕吐、心悸、乏力、嗜睡等。此时若及时脱离中毒环境,吸入新鲜空气即可缓解。

(2)中度中毒。除上述症状外,还表现为面色潮红,口唇呈樱桃色,脉搏增快,昏迷,瞳孔对光反射迟钝,呼吸、血压发生变化。此时如能及时抢救,亦可恢复。

(3)重度中毒。出现深度昏迷,各种反射减弱或消失;肌张力增高,大小便失禁;呼吸浅表,血压下降;瞳孔缩小、不等大或散大固定。可发生脑水肿、肺水肿、应激性溃疡、休克等并发症,甚至死亡。

## 三 急救方法与措施

（1）对于轻度中毒者，可以自救。打开门窗通风，并迅速离开现场，呼吸新鲜空气。若感觉全身乏力，应在地上匍匐爬行，打开门窗，迅速呼救，并离开现场。由于一氧化碳的密度比空气略小，会浮在上层，所以贴近地面爬行可以减少一氧化碳的吸入。

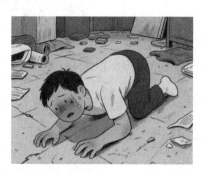

（2）对于中毒较重者，应立即将病人移至空气新鲜、流通处。救助者进入和撤离现场前须用湿毛巾捂住口鼻，做好个人防护后再进入现场，进入现场后迅速打开门窗，通风换气。进入室内时严禁携带明火，按响门铃、打开室内电灯等行为所产生的电火花均可能引起爆炸。若能发现煤气来源并能迅速排除的，应马上采取行动，如关闭煤气开关等，但绝不可为此耽误时间，因为救人更重要。

（3）将中毒者移至空气新鲜处后，可松开衣领，保持中毒者呼吸道畅通，使血红蛋白重新携带氧气，保证身体各组织和器官所需的氧气供应,并注意给中毒者保暖。对于已昏迷的中毒者,应将其头部偏向一侧,以防呕吐物吸入呼吸道引起窒息。

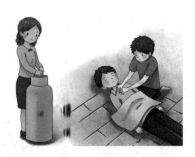

(4)如果发现中毒者呼吸不规则或心跳停止,应把中毒者移至空气新鲜处后,立即进行心肺复苏,尽快送往医院,在送往医院的途中绝不可停止实施人工呼吸。

(5)对处于昏迷状态或有抽搐症状的中毒者,可在其头部放置冰袋,以减轻脑水肿。

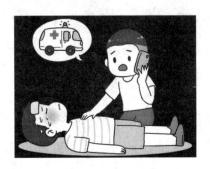

## 四 日常预防

(1)可以安装家用一氧化碳监测器。

(2)绝对不用桶、盆或没有烟囱的煤炉在室内直接取暖。煤炉不要直接安放在卧室。室内生火取暖要定时通风换气。居室内的火炉要安装管道、烟囱,排烟管接缝处用防火材料封严实。

(3)使用车内空调时,不能将车窗全部关闭,应适当保持车内通风。

(4)使用煤气或产生煤气的车间、厂房要加强通风,配备一氧化碳浓度监测、报警设施。进入高浓度一氧化碳环境内执行紧急任务时,要戴好特制的一氧化碳防护面具。

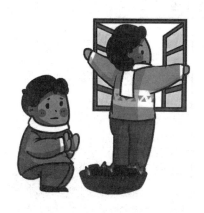

# 第三节　酒精中毒

## 一　酒精中毒概述

酒精中毒,俗称醉酒,是由于短时间内摄入大量乙醇或含乙醇饮料后出现的中枢神经系统功能紊乱的状态。日常饮用的酒都含有不同浓度的酒精,酒精摄入量超过机体的极限就会引起中毒。

## 二　临床表现

急性酒精中毒的表现可分为三期:

(1)兴奋期。眼部充血、面部潮红或苍白、头晕、呕吐、言语增多或含糊不清、出现暴力行为,有些人表现为嗜睡。

(2)共济失调期。动作笨拙、步态不稳、语无伦次、血压升高、嗜睡。

(3)昏迷期。意识不清或丧失、面色苍白、皮肤湿冷、口唇微紫、心率增加、血压下降、瞳孔放大,重者抽搐、昏迷、大小便失禁、呼吸衰竭甚至死亡。

## 三 急救方法与措施

对急性酒精中毒者的现场急救,应针对不同程度的酒精中毒患者,采取相应的现场救治方法。

(1)兴奋期与共济失调期的醉酒者,取侧卧位休息,保持安静,此时体温降低,应注意保暖,避免受凉。

(2)可吃些梨、橘子、西瓜、萝卜等食物,有助于解酒,并能补液利尿。

(3)兴奋期和共济失调期可以催吐,减少机体对酒精的吸收;昏迷期禁止催吐或洗胃,以免发生窒息。

(4)如醉酒者呼吸停止、心脏停搏,应立即进行心肺复苏,并拨打"120"急救电话。

## 四 酒精中毒的预防

(1)在聚会、社交场合中,要注意自己的饮酒行为,不要为了应酬或面子而过度饮酒。可以选择一些非酒精饮料代替酒精饮品,如果汁、茶、咖啡等。

(2)遵循适量饮酒原则,不要空腹饮酒,饮酒时应搭配食物,减缓酒精吸收速度。

# 第四节　食物中毒

## 一 食物中毒概述

　　食物中毒是指人吃了被有害菌污染或有毒的食物后出现急性中毒症状。食物中毒的原因是细菌或毒素进入人体，对人体产生有害作用。中毒后可出现恶心、呕吐、腹痛、腹泻等症状，严重者可出现脱水甚至休克。食物中毒多由进食被细菌或毒素污染的食物引起，主要表现为胃肠道症状。

## 二 临床表现

　　食物中毒者最常见的症状是剧烈的恶心、呕吐、腹痛、腹泻等，还可因上吐下泻而出现脱水症状，如口干、眼窝下陷、皮肤弹性消失、肢体冰凉、脉搏细弱、血压下降等，严重者可出现休克。

## 三 急救方法与措施

　　食物中毒的现场急救原则是尽快清除毒物，尽快明确中毒人数，尽快按照病情的轻重分类处理。发现食物中毒者，应立即进行现场急救。一般情况下应尽快催吐并及时就医。

(1)如果患者中毒较轻,神志清醒,可以多饮水、葡萄糖水或稀释的果汁,避免吃油腻的食物。

(2)若是吃螃蟹、鱼虾中毒,可以用生姜汁、紫苏叶煮浓汁饮用。

### 四 食物中毒的预防

(1)养成良好的生活习惯。做到"五勤",即勤洗手、勤剪指甲、勤换衣、勤理发和勤洗澡;注意个人卫生;讲究环境卫生,不随地吐痰,不随地大小便。饭前便后要洗手,养成良好的卫生习惯,预防肠道传染病。

(2)加强对食品卫生安全的管理。做好食品卫生安全工作,平时要注意饮食卫生,不吃腐烂变质的食物,不从无证摊点购买食物。要注意饮食营养,不偏食、不挑食,少吃零食,不喝生水,少喝饮料,多吃蔬菜和水果。

(3)注意预防食物中毒。

①购买食品时要认真检查食品的生产日期及保质期,尽量买近期生产的食品。

②购买食物时应注意加工原料是否新鲜、卫生。

③食用蔬菜水果前要充分浸泡、洗净。

④烹调时要将食物烧熟、煮透。

⑤不要食用有毒、有害物质含量过高的食品,如毒蘑

菇等。

⑥尽量少吃或不吃剩饭剩菜。

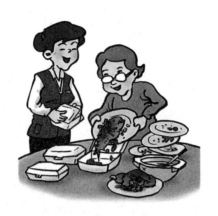

⑦烹饪好的食物在食用前要彻底加热。肉、禽、蛋和海产品等生食品更要煮熟、煮透。

# 第五节　农药中毒

## 一　农药中毒概述

农药中毒是指在接触农药过程中,农药进入机体的量超过了正常人的耐受阈值,使人的正常生理功能受到影响,引起机体生理失调和病理改变,表现出一系列中毒临床症状,如皮肤变化、意识障碍、昏迷等。常见的农药种类有有机磷类农药、氨基甲酸酯类农药、拟除虫菊酯类农药和除草剂。

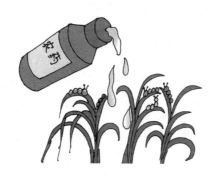

## 二　临床表现

急性农药中毒可分为轻、中、重三度。

### 1. 轻度中毒

轻度中毒有头晕、头痛、恶心、呕吐、多汗、流涎、视物模糊、瞳孔缩小等表现。

### 2. 中度中毒

中度中毒除有上述表现外,还可有肌纤维颤动、瞳孔明显缩小、轻度呼吸困难、大汗、腹痛、腹泻、意识清楚或轻度障碍、步态蹒跚等表现。

### 3. 重度中毒

重度中毒除有上述表现外,还可见瞳孔缩小如针尖大小、肺水肿、惊厥、昏迷及呼吸麻痹、大小便失禁等表现。

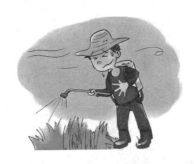

### 三 急救方法与措施

(1)对于皮肤接触有机磷农药者,应及时脱去被污染的衣服,避免继续经皮肤吸收,并在现场用大量清水反复冲洗接触部位。

(2)若眼睛内溅入农药,应立即用淡盐水或清水连续冲洗,切忌揉眼。

(3)针对意识清醒的口服农药中毒患者,应尽早在现场反复实施催吐。但是,对于昏迷的患者,禁止催吐,因为此举可能会使呕吐物进入气道而导致窒息。

（4）对于大量接触农药或吞服农药的患者，应立即拨打"120"向急救中心求救，急送医院治疗。

四 **农药中毒的预防**

**1.普及预防知识**

要普及预防农药中毒的有关知识，向生产者、使用者特别是农民广泛宣传使用时的注意事项，以及喷洒时应遵守的操作规程。

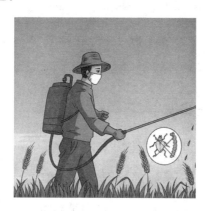

**2.加强个人预防**

因服毒而中毒者出院后应学会如何应对压力，树立对生活的信心，并争取获得社会多方面的情感支持。

# 第六节　动物咬刺中毒

## 一　动物咬刺中毒概述

动物咬刺中毒是指人体被毒蛇、毒虫、哺乳动物咬伤或刺伤后，毒邪侵入人体，导致气血失调、经络阻滞、脏腑功能失调而出现一系列中毒症状的病症。中医认为，毒邪有热毒、风毒、湿毒等不同类型，其致病特点和临床表现各有差异。

## 二　急救方法与措施

由于不同动物毒素作用于人体后反应不一，治疗处置也不尽相同，这就需要大家对动物性中毒给予高度重视，避免中毒之后因延误处置而使病情加重。

### 1. 被猫狗咬伤

被猫狗咬伤后一般要用肥皂水清洗，这是因为碱性的肥皂具有一定杀菌作用，冲洗方式是用肥皂水反复冲洗，这样在一定程度上能有效抑制细菌进入人体。同时要注意：

（1）冲洗伤口要快。分秒必争，以最快速度把伤口上的病毒冲洗掉。

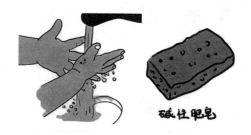

碱性肥皂

(2)清洗要彻底。冲洗时,可稍微把伤口扩大,让其充分暴露,并轻揉挤压伤口周围的软组织,而且冲洗的水量要大,水流要持续,可使用流动的清水或生理盐水反复冲洗伤口。

(3)伤口不可包扎。除了个别伤口大,又伤及血管需要止血外,一般不涂任何药物,也不要包扎,因为狂犬病毒是厌氧的,在缺乏氧气的情况下,狂犬病毒就会大量繁殖。

(4)及时去医院。伤口反复冲洗后,再送医院做进一步的救治处理,并在 24 小时内尽早注射狂犬病疫苗。

### 2.被毒蛇咬伤

(1)防止毒液扩散和吸收

伤者可立即坐下或卧下,迅速用可以找到的鞋带、裤带、头巾、绳子等,在伤口近心端 2～3 cm 处绑扎。绑扎的目的在于阻断毒液经静脉和淋巴回流入心脏,而不妨碍动脉血的供应,因此绑扎无须过紧,松紧度以能摸到被绑扎的下部肢体动脉搏动为宜。每隔 15～20 分钟放松 1～2

分钟,以免影响血液循环,造成组织坏死。

(2)迅速排出毒液

①立即用凉开水、泉水、肥皂水冲洗伤口及其周围皮肤,以洗掉伤口外表毒液。如果伤口内有毒牙残留,应迅速将其挑出。

②用小刀或玻璃片等其他尖锐物,以牙痕为中心做"十"字形切开,深至皮下,然后用手从肢体的近心端向伤口方向及周围反复挤压,促使毒液从切开的伤口排出体外,边挤压边用清水冲洗伤口,冲洗挤压排毒须持续20～30分钟。

③如果随身带有茶杯,可对伤口做拔火罐处理,即在茶杯内点燃一小团纸,然后迅速将杯口扣在伤口上,使杯口紧贴皮肤,利用杯内产生的负压吸出毒液。

④排毒完成后,湿敷伤口有利于毒液的排出。

⑤尽快记住蛇的外貌特征,即使在不能确定是否为毒蛇的情况下也要按毒蛇咬伤的方法进行处理。

(3)服药解毒

若身边备有解毒药物,可立即口服。

(4)呼叫紧急医疗服务或急送至专科医院进一步救治。要尽快用担架、车辆将经过切开排毒处理的伤员送往医院做进一步治疗。转运途中要消除伤员的紧张心理,保持安静。伤员如出现口渴,可饮用足量清水,切不可喝酒精类饮品,以防毒素扩散加快。

### 3. 蜜蜂蜇伤

(1)尽快拔除肉眼可见的毒刺。拔出时不可挤压,最好用针或刀尖挑出来,或用胶带粘出。

(2)如果不能判断蜂的种类,则用清水冲洗患处。

(3)肿胀明显者可以抬高蜇伤肢体,伤后 24～48 小时以内局部冷敷。

(4)病情变化或加重,或者自己无法判断病情严重程度时,需到医院检查治疗。

### 四 动物咬刺伤的预防

(1)在可能接触动物的场合,穿戴适当的衣物和装备。例如,进入丛林或野外时,穿长袖长裤、高帮鞋,扎紧裤脚,可防止被蛇虫叮咬;处理流浪或不熟悉的动物时,可戴厚手套,避免直接用手接触。

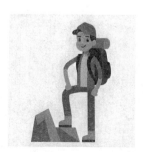

（2）避免在动物面前做出突然的、挑衅性的动作，保持冷静和缓慢的动作，不要奔跑或大声喧哗，以免引起动物的警觉或攻击。例如，遇到陌生的狗，不要惊慌逃跑，应保持静止，避免与狗对视，待其离开或被主人控制住后再行动。

（3）家中或外出旅行时，可携带一些基本的急救药品和用品，如消毒药水、创可贴、抗过敏药物等，以便在紧急情况下对伤口进行简单处理，缓解症状。

# 第五章

## 意外伤害

# 第一节　鱼刺卡喉

## 一　鱼刺卡喉概述

吃鱼时,不慎将鱼刺卡在咽部、食道的情况经常发生,较小、较软的鱼刺,有时可能随着连续的吞咽动作自然排出。但如果鱼刺较大或吞咽后没有排出,就需要采取一定的急救措施。

## 二　急救方法与措施

(1)如果患者感觉局部疼痛,可让患者张开嘴,用小勺将舌头压低,再用手电筒照亮咽部。

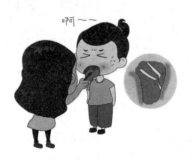

(2)仔细检查咽部,如果发现鱼刺,用镊子夹出即可。

(3)如果通过观察找不到骨刺,而仍有卡喉的感觉,也可用威灵仙 10 克、乌梅 3 个、砂糖 15 克、食醋少许,加水煎汤,缓缓咽下(或单用威灵仙)。这个小验方可将骨刺软化,缓解咽喉部不适。

(4)如果仍没有效果,应及时去医院治疗,切勿自行尝试其他方法。

注意事项

(1)千万不能让患者囫囵吞咽大块馒头、烙饼、米饭等食物。这样做有可能使鱼刺更加深入,更加不易取出,甚至导致邻近的大血管被刺破出血,危及生命。另外,也有可能造成邻近组织感染。

(2)有人认为醋能软化鱼刺,此说法并未得到证实,而且喝醋并不能使醋浸泡在鱼刺处,因而不太可能起到软化的作用,故不宜使用此方法。

(3)无论用何种方法,将鱼刺"推向下方"都是不可取的,尤其对于较大的鱼刺及倒着卡入的异形鱼刺,非常有可能刺伤消化道黏膜。

# 第二节　呼吸道异物梗阻

## 一　呼吸道异物梗阻概述

呼吸道异物可导致气道阻塞,氧气不能吸入,二氧化碳不能排出,血氧含量减少,面色发绀,失去知觉。如果超过 4 分钟就会危及生命,即使救护成功,也常因脑部缺氧过久而致失语、智力障碍、瘫痪、"植物人"等。因此,现场争分夺秒地救护,排除呼吸道异物梗阻,保证呼吸道通畅是挽救生命的关键。

## 二　呼吸道异物梗阻的原因

呼吸道异物梗阻多见于进食中。婴儿和儿童因咀嚼功能不完善,常对食物咀嚼不细,加之喉部保护性反射功能不健全,易将较粗大的食块误吸入气管,且不易咳出。成人通常在进食时谈笑,不慎误吸而引起梗阻,肉食类是造成梗阻最常见的原因。老年人因为佩戴义齿和吞咽困难也易发生呼吸道异物梗阻。

呼吸道异物梗阻也见于非食物类异物,如硬币、果核或玩具等。处于昏迷、醉酒状态下的伤员可能将呕吐物呛入气管引起呼吸道异物梗阻。

自救或身边人急救

呼吸道异物梗阻的正确识别是抢救成功的关键。

现场急救时,须根据异物梗阻者的意识状态和年龄选用急救法,呼吸道异物梗阻急救法有咳嗽自救法、腹部冲击法(又称海氏急救法、Heimlich 法)、手掌拍背法、胸部冲击法、胸外心脏按压法、压胸法等。

### 1. 针对成人及 1 岁以上儿童

(1)如果患者是清醒的,施救者站在或者跪在患者身后,将双手环抱在患者腰部。一手握拳,将握拳这只手的拇指虎口侧紧抵住患者肚脐以上、胸骨以下的腹部正中线上,另一只手握住握拳的手。向上快速地按压患者的腹部,反复快速地按压,直至异物排出。

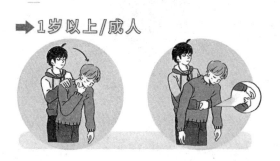

(2)如果患者不清醒:①患者取仰卧位,施救者两腿分开跪在病人大腿外侧地面上,双手叠放,用手掌根部顶住肚脐以上、胸骨以下的腹部正中线上,进行冲击性地、快速

地、向前上方按压。②打开口腔,如异物已被冲出,迅速从患者口腔内清除。③重复压迫 5 次,如果患者仍然无意识或未有异物排出,应立即评估呼吸、脉搏,必要时给予心肺复苏。

## 2. 1 岁以下儿童(婴儿)

(1)把孩子抱起来,一只手握住孩子面颊后侧,手臂贴着孩子的前胸,另一只手托住孩子后颈部,让其脸朝下,趴在施救者膝盖上。

**适用1岁以下**

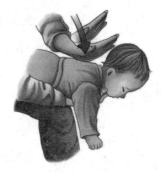

(2)用手掌根部在孩子背上拍击 5 次,观察孩子是否将异物吐出。

(3)如果拍背 5 次不能将异物排出,就应转变为压胸法急救。方法如下:

①托住孩子的头和后颈部,让其背部仰卧在施救者的前臂上,孩子的头仍朝下,急救员用手支撑孩子的头颈部,

然后另一只手的中指或食指放在孩子胸廓上两乳头连线的正中位置,快速按压。按压力度不能太小,深度约为孩子胸廓前后径的三分之一,重复按压 5 次,大约 1 秒 1 次,直至异物排出。如果发现异物已经在孩子的唇边,要小心将其取出。以上所有动作都是在孩子的头部低于胸部的情况下完成的。

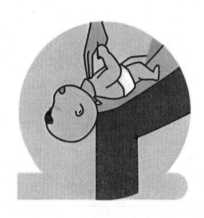

②孩子如果仍然无意识或异物未排出,应立即评估呼吸、脉搏,给予心肺复苏(由急诊专业医务人员操作)。

**(四) 呼吸道异物梗阻预防**

(1)将食物切成小块再进食,尤其是戴假牙者、老人及小孩。

(2)儿童在与同伴玩耍时,切忌口含糖块或吃其他坚果类食品。

（3）养成良好的饮食习惯。吃饭时，避免跑跳和开玩笑。食物要细细嚼烂后再咽，防止呛咳，防止异物误入呼吸道。

（4）勿让婴幼儿玩小件物品，如硬币、纽扣、珠子等，以免误入气道。

# 第三节　中暑

## 一　中暑概述

中暑是人体在高温和(或)高湿环境中,由于体温调节中枢功能障碍或汗腺功能减退,引起机体水电解质丢失过多伴不同程度器官功能障碍或衰竭的一种病理状态。

## 二　临床表现

(1)先兆中暑。口渴、乏力、多汗、头晕、目眩、耳鸣、头痛、恶心、胸闷、心悸、注意力不集中等表现,体温可正常或轻度升高,不超过 38 ℃。

(2)轻度中暑。可能出现面色潮红、苍白、烦躁不安、神情淡漠、恶心呕吐、大汗淋漓、皮肤湿冷、体温轻度升高等症状。

(3)重度中暑。抽搐、昏迷等神经系统表现,或高热,可危及生命。

## 三　急救方法与措施

面对中暑,许多人不以为然,认为它不是什么大病,挺一挺就能过去。这实际上是一种错误认识,中暑后如果不及时救治,将会对生命安全造成威胁。

（1）脱离高温环境。发现自己或他人中暑,首先要做的是迅速撤离引起中暑的高温环境,选择阴凉通风处休息。

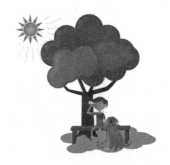

（2）解开衣扣,让患者多饮用一些含盐分的清凉饮料。

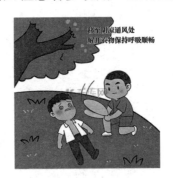

（3）可以用冷毛巾敷头部,在额部、颞部涂抹清凉油、风油精等,并用纱布裹住冰块放在颈部、腋窝、腹股沟等大血管处,直到体温低于 38 ℃。

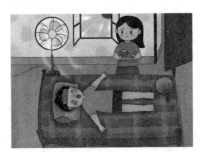

（4）轻度中暑患者可以服用十滴水、藿香正气水等中药。

（5）对于重症中暑者，除了立即把中暑者从高温环境中转移至阴凉通风处，采取综合措施进行降温救治外，还应该迅速将其送至医院。

（6）一旦出现热射病症状，应当立即呼叫紧急医疗服务系统。如果患者出现心搏骤停，应立即进行心肺复苏。

## 四 中暑的预防

（1）避免长时间待在潮湿、闷热或通风不良的环境里工作、学习或生活。

（2）保持室内通风。

（3）最适宜的室内空调温度：26～28 ℃，不应低于24 ℃，室内外温差应小于5 ℃。

（4）高温时段（≥32 ℃）应尽量留在室内并保持通风。

（5）如果必须外出，则需注意：

①出行尽量避开 10：00—14：00 日照最强的时间段。

②出行时备好防晒用品（遮阳伞、帽子、墨镜、防晒霜等）。

③着宽松透气的浅色衣物。

④随身携带饮用水及防暑药物（如藿香正气水、风油

精、清凉油等)。

(6)运动时注意循序渐进,如有不适及时停止。

(7)补充水分/电解质,夏日适当增加饮水量。定时饮水,不能等到渴了才猛喝水。出汗多时可以补充淡盐水及含钾饮料,避免饮用含乙醇或大量糖分的饮料。

(8)保持充足睡眠,做到劳逸结合。

(9)少食多餐。忌辛辣油腻食物,远离香烟及含咖啡因的饮料。多吃补水、清热、消暑的瓜果蔬菜。补充蛋白质、维生素和钙。

# 第四节　触电

## 一　触电概述

高压电流作用于人体,常使心脏骤停而死亡。低压电流常引起心室颤动,继而造成心跳停止而死亡。电流还可直接抑制延髓功能,引起呼吸、心脏骤停。当电流通过延髓上部或脑干时,引起呼吸中枢麻痹,导致呼吸停止和窒息死亡,也可使呼吸肌强直痉挛而发生窒息死亡。

## 二　急救方法与措施

发现有人触电,一定要及时切断电源,把触电者移到安全的地方进行抢救。

(1)关闭电源开关,拉闸,拔去插头。

(2)用干燥的木棒、竹竿、扁担、塑料棒等不导电的东西拨开电线。

(3)迅速将触电者移至通风处。

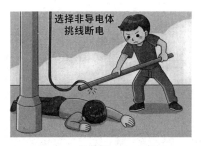

（4）对呼吸、心跳均已停止者，立即在现场进行人工呼吸和胸外心脏按压。

（5）做人工呼吸至触电者恢复呼吸为止。

（6）有条件者，应进行气管内插管，加压氧气人工呼吸。

（7）如触电者陷入深度昏迷，可针刺人中、内关、涌泉等穴位。人中位于上唇沟的上三分之一与下三分之二交界处，针刺此穴可起到醒脑开窍的作用，帮助患者恢复意识；内关位于前臂掌侧，腕掌侧远端横纹上 2 寸，掌长肌腱与桡侧腕屈肌腱之间，刺激内关穴有助于调节心脏功能和气血运行；涌泉位于足底，屈足卷趾时足心最凹陷处，针刺涌泉穴可激发肾经之气，有回阳救逆的功效。针刺这些穴位，可在一定程度上刺激患者，促使其苏醒。

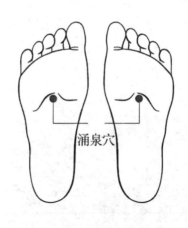

涌泉穴

(8)呼吸、心跳恢复后立即送往医院救治,途中还要密切注意触电者的病情变化。

### 四 触电的预防

(1)严格执行电力安全工作流程,遵守安全生产的组织与技术措施。电气的安装和使用必须符合标准,定期检查和维修。推广使用漏电保护装置。严禁私拉电线和在电线旁晾晒衣物。火灾报警时应先切断电源。

(2)防止跨步电压电击伤。当电线落地时,人与落地点保持室内 8 米、室外 10 米以上的安全距离,若小于上述距离,应单脚跳跃或双脚并拢小步迅速离开不安全区域。进入不安全区域时应穿绝缘鞋。

(3)防止雷电击伤。雷雨时不能在高压电线附近作业,不得靠近避雷器,不要在树下避雨,不撑铁柄伞,避免停留在高处,家中切断外接天线。

(4)室内电源插座应安装在孩子够不到的地方。

(5)提醒孩子不要玩灯头、电线插头、电器等,雷雨时不要让孩子待在树下、电线杆旁或高层墙角下避雨,以免触电。

(6)非专业人员或对电气知识了解不全面者,对电气设备不要乱拆、乱装,更不要私自接线。

(7)不要用湿手、湿脚动用电气设备,也不要触摸电气开关或插头插座,以免触电。

注意事项

(1)动作一定要快,尽量缩短触电者触电时间。

(2)切不可用手或金属和潮湿的导电物体直接触碰触电者的身体或与触电者接触的电线,以免引起抢救人员自身触电。

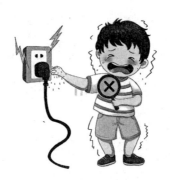

(3)解脱电源时应掌握适当力度,以免用力过猛导致电线弹动伤及周围人员。

(4)在帮助触电者脱离电源时,应注意防止触电者摔伤。

(5)进行人工呼吸或胸外按压抢救时,不得轻易中断。

# 第五节　雷击伤

## 一 雷击伤概述

　　雷击伤是遭受雷电的直接或间接影响而导致的一种急性伤害。该伤害可能对生命造成威胁，因此，在发生雷击伤时，应立即采取急救措施以保证患者的生命安全。

## 二 临床表现

　　在雷电天气中判断某人是否遭受雷击。一般来说，雷击伤者会出现以下症状：①意识丧失；②呼吸急促或停止；③心搏骤停或心律失常；④皮肤烧伤或出现红斑；⑤眼睛出现瞳孔大小不一的症状。如果该人出现以上症状，应立即认为其可能遭受了雷击伤。

## 三 急救方法与措施

　　(1)迅速将患者转移到能避开雷电的安全地方。

　　(2)根据受伤程度迅速做对症救治，同时向急救中心或医院等有关部门呼救。

　　(3)如果患者未失去知觉，神志清醒，曾一度昏迷、心慌、四肢发麻、全身无力，应该就地休息1～2小时，并严密观察。

（4）如果患者已失去知觉，但呼吸和心跳正常，应将其抬至空气清新的地方，解开衣服，用毛巾蘸冷水擦拭全身，帮助降温，并迅速请医生前来诊治。

（5）如果患者无知觉、抽搐、呼吸困难、逐渐衰弱，但心脏还在跳动，可采用口对口人工呼吸。

（6）如果患者已无知觉、抽搐、心脏停止跳动但仍有呼吸，可采用人工胸外心脏按压法。

（7）如果患者呼吸、脉搏、心跳都停止，应同时进行口对口人工呼吸和人工胸外心脏按压。

四 雷击预防

1. 关注天气预警

出行前查看天气预报，若有雷电天气，尽量取消户外活动。在户外时，也可通过手机等设备及时关注天气变化和雷电预警信息，提前做好防范准备。

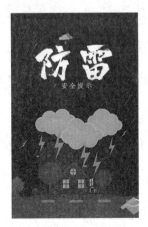

## 2. 寻找安全场所

（1）遇到雷电时,应立即进入有防雷设施的室内,如装有避雷针、钢架或钢筋的混凝土建筑物等。

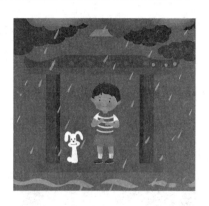

（2）若附近没有房屋,可选择有金属顶的车辆,但不要接触金属部件,如车门把手等,同时关闭车窗。

## 3. 避免在高处和开阔地停留

（1）不要停留在山顶、山脊、楼顶等高处,也不要在旷野、操场、高尔夫球场等开阔地带逗留,应尽快转移到低洼处或有遮蔽物的地方。

（2）远离铁塔、电线杆、广告牌等高耸孤立的物体,保持 15 米以上的距离。

## 4. 远离导电物体

（1）避免接触金属物品,如金属栏杆、金属工具、自行车等,因为金属容易导电。

(2)不要靠近水体,如河流、湖泊、池塘等,也不要在水中游泳或划船,因为水是良好的导体,雷电可能会通过水传导到人体。

**5.正确使用雨具**

(1)不要使用金属杆的雨伞,应选择塑料或木质伞柄的雨伞。

(2)避免在户外使用手机等电子设备或给电子设备充电,雷电天气时可能存在安全隐患。

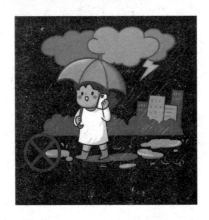

**6.采取正确姿势**

(1)如果在户外找不到合适的避雷场所,应尽量降低身体高度,可双脚并拢,双手抱膝,头部尽量低下,减少与地面的接触面积,避免躺在地上。

(2)人群不要集中在一起,应保持一定的距离,防止一人遭雷击后,电流传导到其他人。

# 第六节　淹溺

## 一　淹溺概述

淹溺是指人体淹没于液体介质中,导致呼吸道和肺泡被液体(如水、泥沙等)阻塞,引起窒息、缺氧及一系列病理生理改变的过程。这是一种常见的水域意外事件,严重者可因呼吸循环衰竭而死亡。溺水特指淹溺后因大量液体吸入导致呼吸心跳停止的终末状态。

## 二　急救方法与措施

(1)有能力下水施救的抢救者,下水前要尽可能将衣服和鞋子脱掉,从溺水者的背部靠近,一只手抱住溺水者的脖颈,另一只手划水。如果溺水者已经处于虚脱状态,抢救者可以靠近溺水者的头部,将其拖拽到岸边。

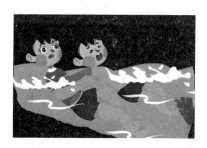

(2)迅速将溺水者平放在地面上,头偏向一侧,打开其口腔,清除口、鼻内的异物,松解衣领、扣子、内衣、腰带、肩

带,保持呼吸道畅通,同时注意保暖。

(3)对溺水者进行人工呼吸、胸外心脏按压,直至判断情况好转或死亡,在送往医院的过程中也不能中断抢救。

(4)如果是自己落水,切勿举手挣扎,应仰卧,使头向后,口鼻向上露出水面;呼气浅,吸气深,可勉强浮起,等人来救。

注意事项

(1)在游泳前,要做好拉伸运动等准备工作,以防肌肉痉挛等运动损伤。

(2)溺水后不要慌张,及时呼救,放松全身,等待救援。

(3)水性不好的人不可手拉手救助,可能引起更多人落水。

(4)心肺复苏时先开放气道、人工呼吸,再胸外按压。